AF209760

Kolofon

Gode overgange mellem dagtilbud, skole og skolefritidsordning

i Vesthimmerland kommune

Udgivet af UCN/ Pædagoguddannelsen, 2017

Forfattere: Torben Næsby, Eva Andersen, Rikke H. Christensen og Merete Hansen

Forlag: BoD – Books on Demand, København, Danmark

Fremstilling: BoD - Books on Demand GmbH - Norderstedt, Tyskland

ISBN 9788771882827

INDHOLDSFORTEGNELSE

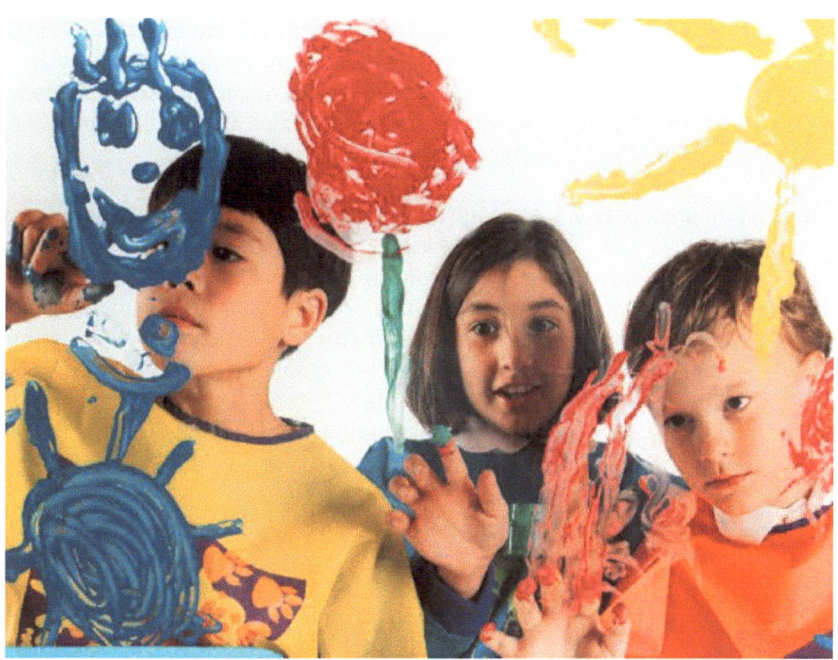

SAMMENFATNING

De basale behov, børn har for omsorg, gode relationer og deltagelse i stimulerende og udviklende fællesskaber med henblik på læring, er nogle af de grundlæggende kvaliteter i dialogværktøjet KVALid (Kvalitet i dagtilbud). Dagtilbud, skole og skolefritidsordning skal i dette perspektiv møde børn på disse basale fysiologiske og psykologiske behov for at sikre betingelserne for en sund udvikling og en god overgang fra dagtilbud til skole og skolefritidsordning (SFO).

Værktøjet understeger vigtigheden af sikker tilknytning og tillidsfulde relationer på den ene side og selvstændig udforskning, leg og læring på den anden side. Begge sider under ansvar og ledelse af professionelle, der netop også sikrer balancen mellem børnenes egne initiativer, fælles initiativer og initiativer, der er initieret af professionelle, bl.a. ud fra de lovgivningsmæssige rammer, mål for dagtilbud, skole og SFO og lokale politiske initiativer.

Vurderet på de præmisser KVALid opstiller, og som er udfoldet i udsagn, der kan læses og observeres som tegn på høj kvalitet i læringsmiljøet i forbindelse med børnenes overgange fra dagtilbud til skole og skolefritidsordning, er værktøjets udsagn om *god kvalitet* mødt. Gennem observation og vurdering med dialogværktøjet kan det konstateres, at tendensen er, at kvaliteten i arbejdet med overgange samlet set, beregnet på en skala fra 1-7 og som gennemsnit, ligger på 5.

KVALid med fokus på overgange mellem dagtilbud og skole/SFO er dog ikke et kvantitativt måleværktøj. Der er ikke den nødvendige validitet og reliabilitet. KVALid er et dialogværktøj. Det har været muligt at anvende værktøjet til observation, hvor værktøjet guider observationen, inden for temaerne 3-5 men ikke for temaerne 1-2.

Temaerne "1. Sociale relationer, der forbinder miljøerne i dagtilbud og skole" og "2. Samarbejde med forældre i overgangen mellem dagtilbud og skole" er aktiviteter, det ikke umiddelbart har været muligt at observere og som derfor må informeres af interviews og dokumenter.

Temaerne "3. Design af læringsmiljøer – herunder et særligt fokus på kønsperspektivet", "4. Børnenes perspektiv i overgangen" og "5. En vis kulturel lighed mellem f.eks. organisering, pædagogik og læringsfokus" er observerbare og informeres af såvel observationer, som dokumenter og interviews.

1. INDLEDNING

Med lov om læreplaner i dagtilbud (Socialministeriet, 2003) og Dagtilbudsloven (Ministeriet for Børn, Undervisning og Ligestilling, 2016) fastslås: "dagtilbud skal i samarbejde med forældrene sikre en god overgang til skole ved at udvikle og understøtte grundlæggende kompetencer og lysten til at lære. Dagtilbuddene skal i samarbejde med skolerne skabe en sammenhængende overgang til skole og fritidstilbud". Det slås endvidere fast i Dagtilbudslovens formålsparagraf, at opgaven er "at skabe sammenhæng og kontinuitet mellem tilbuddene og gøre overgange mellem tilbuddene sammenhængende og alderssvarende for børnene".

Struktureringen og rammesætningen af "overgange" er altså siden starten af 00'erne blevet mere og mere konkretiseret og har medført, også med indførelsen af skolestart ved seksårsalderen (2009), dels større opmærksomhed på skolestart og skoleparathed, dels et skifte i den pædagogiske selvforståelse hos især pædagoger i dagtilbud. Dagtilbud skal levere høj kvalitet – også når det gælder børnenes læring – og der skal samarbejdes med forældre og skole om at sikre kvalitet i overgange mellem dagtilbud og skole og skolefritidsordning/ fritidshjem[1]. Det understreges også i pjecen "På vej til skole" (2009)

> *Ansvaret for børn og for deres skolestart er først og fremmest forældrenes. Men også dagtilbud og skole spiller en vigtig rolle i at sikre, at overgangen mellem de forskellige tilbud er harmonisk og aldersvarende. Erfaringer viser, at hvor de forskellige aktører arbejder sammen om at etablere helhed og sammenhæng, er sandsynligheden for en god og tryg skolestart større. De kommunale forvaltninger har en central opgave i aktivt at bakke op om og motivere dette samarbejde (Velfærdsministeriet og Undervisningsministeriet, 2009, s.5).*

Sammenhæng og kontinuitet mellem læringsmiljøerne i dagtilbud og skole og SFO og de voksnes samarbejde om at skabe denne sammenhæng er altså i sig selv en vigtig kvalitet. Graden af kvalitet i denne sammenhæng er ganske afgørende for

---

[1] Herefter benyttes betegnelsen SFO

børnenes muligheder for at have det godt og klare sig godt, både i dagtilbud, ved skolestart og overgange og i skolen (Taggart et al, 2015).

I vejledningen til børnehaveklassen forklares, at der her er tale om et overgangsår, "der bygger bro mellem de pædagogiske læreplaner i dagtilbuddene og den fagopdelte undervisning fra 1. klasse. Det primære mål med børnehaveklassens seks kompetenceområder med dertil hørende kompetencemål er, at eleven bliver godt forberedt til at få det fulde udbytte af den fagopdelte undervisning fra 1. klasse og fremefter" (Ministeriet for Børn, Undervisning og Ligestilling, 2015). Nok er skolestarten altså nu fastsat til seksårsalderen, men børnehaveklassen (eller 0.klasse som det nu hedder i de fleste kommuner) er stadig institutionelt en form for overgang (en brobygning, som den kaldes i ministeriet). De senere års forskning på området ser dog fænomenet i et lidt bredere perspektiv.

Den form for overgang, der i dag kendetegner overgangen mellem dagtilbud og skole "kan karakteriseres som en længerevarende, sammenhængende proces, der gennem en periode er blevet formelt struktureret og rammesat" (Andreasen & Ydesen, 2015, s. 101).

I dokumenterne, refereret til ovenfor, er der en tendens til, at når vi har ved Dagtilbudsloven at gøre, handler det om overgange, mens det i folkeskoleloven handler om brobygning og skolestart.

En kortlægning af kvalitet i dagtilbud i fem kommuner herhjemme viser, ifølge en af forskerne i projektet Ole Henrik Hansen, store forskelle i kvalitet: "Vi har fundet store variationer fra dagtilbud til dagtilbud, både internt i de fem kommuner og mellem kommunerne. Det er for eksempel langt fra alle børnene, der oplever, at der er læringsaktiviteter i børnehaven"(Hansen el al, 2016). Op mod en tredjedel af børnene oplever ikke, at der bliver talt om ord og bogstaver i børnehaven, og en femtedel oplever, at der ikke bliver læst historier.

Forskelle mellem trivsel og læringsudbytte for drenge og piger er også betydelig. Drengene trives generelt *mindre end pigerne, de har dårligere relationer til de voksne og de får mere skæld ud* (Hansen et al, 2016).

Et andet resultat, der måske er overraskende for de fleste, er, at relationerne mellem børnene og de voksne er en udfordring i mange af institutionerne. "Relationsarbejde og læring hænger uløseligt sammen", siger Ole Henrik Hansen i en præsentation af rapporten om projektet. "Man risikerer derfor at skabe en ond cirkel for nogle børn, hvor de bliver tabere både i forhold til trivsel og læring."

Kortlægningen viser desuden, at lederne bruger mest tid på at opretholde en god atmosfære i institutionen. De ser det som deres vigtigste opgave at skabe et miljø, hvor pædagogerne selv har ansvaret for de pædagogiske aktiviteter. De bruger mindre tid på at sikre den faglige udvikling og implementere det pædagogiske indhold. Det betyder også, at de ikke tager ansvar for at skabe læringsmiljøer, der understøtter børns trivsel og skoleparathed.

Det kan på denne baggrund se ud til, at danske dagtilbud, SFO'er og (ind-) skolen har en udfordring med at skabe høj kvalitet, dvs. læringsmiljøer, "der er varme, rummelige og anerkendende, og som har opsatte læringsmål og planlagte trivsels- og læringstrin" (Hansen, 2016) og chancelighed gennem bevidst arbejde med udfordrende og stimulerende interaktioner mellem voksne og børn, viden om børns læring, viden om mål (læreplaner og trinmål) og viden om, hvordan man kan vejlede forældre i forhold til at understøtte børns læring (Taggart et al, 2015, s. 29; Ankerstjerne, 2016, s. 53).

Svenske undersøgelser viser endvidere, at børnene ved skolestart har meget forskellige forudsætninger og at børnene møder skolen med traditionelle og stereotype forestillinger om skolelivet (Ackesjö, 2014; Ankerstjerne, 2016).

Tegn på kvalitet i overgange
I Vesthimmerland kommune arbejdes ud fra følgende børnesyn: "Vi anser alle børn for at være unikke og værdifulde i sig selv. Vores pædagogiske arbejde tager udgangspunkt i det enkelte barns behov, ressourcer og kompetencer. Udvikling og læring foregår med barnet som aktiv deltager i et socialt samspil med andre børn og voksne".[2] Dertil arbejdes med en række indsatsområder, herunder "Gode overgange".

Vesthimmerland kommunes mål for indsatsen formuleres: "Dagtilbuddet medvirker i samarbejde med forældre til at skabe gode og trygge overgange, således at barnet oplever helhed og kontinuitet mellem tilbuddene".

Det betyder at: "dagtilbuddene gennem forventningsafklaring bevarer en fælles faglig forståelse med respekt for forskellighed; læreplanen er det dialogværktøj, der

---

[2] http://www.vesthimmerland.dk/borger/barn/boernepasning/overordnede-maal/

fremmer helhed og sammenhæng og skaber fælles læringsforståelse; når barnet har særlige behov, kræves der intensiveret, tværfagligt samarbejde og koordinering."

Den sammenhængende børnepolitik i kommunen er formuleret så den lever op til FN's børnekonvention, der har fokus på, at "børn har ret til den højest mulige grad af fysisk, moralsk og åndelig sundhed, ret til gratis undervisning og ret til hvile, fritid og deltagelse i kulturelle, sundhedsfremmende og kreative aktiviteter."

Fokus på nedenstående temaer, som der arbejdes med i projektet, er udvalgt ud fra Vesthimmerland kommunes interessefelter. De fem overordnede temaer er:

1. Sociale relationer, der forbinder miljøerne i dagtilbud og skole

2. Samarbejde med forældre i overgangen mellem dagtilbud og skole

3. Design af læringsmiljøer – herunder et særligt fokus på kønsperspektivet.

4. Børnenes perspektiv i overgangen

5. En vis kulturel lighed mellem f.eks. organisering, pædagogik og læringsfokus

I kommunen har der siden 2012 været arbejdet specifikt med at udvikle et fælles grundlag for arbejdet med de gode overgange. Der har været nedsat en arbejdsgruppe sammensat af daginstitutionsledere, LBO ledere, skoleledere og konsulenter fra Børne- og Arbejdsmarkedsforvaltningen. På kommunen hjemmeside hedder det bl.a.:

"Arbejdsgruppen har i respekt for de eksisterende kulturer været meget enige om at beskrive en ramme for overgangen fra dagpleje til daginstitution og fra daginstitution til skole og dermed give frihed til at nå målet på flere måder. Dog er der beskrevet enkelte skal-opgaver, som skal sikre, at de børn, der har behov for særlig opmærksomhed og støtte, får en professionel hjælp.

Arbejdsgruppen finder det vigtigt, at tilbuddene i de enkelte skoledistrikter samarbejder om at få et fælles sprog, en fælles faglighed og et fælles børnesyn."[3] Arbejdsgruppens arbejde indgår i form af dokumenter i nærværende undersøgelse. Det enkelte skoledistrikt har aftalt relevante procedurer/tiltag for overgangene.

---

[3] http://www.vesthimmerland.dk/borger/barn/skole/gode-overgange/

I Aalestrup beskrives dette i pjecen/folderen: Gode overgange mellem Højtoften, Paddehatten, Aalestrup skole og SFO Kvisten (2012) og I Løgstør i et dokument: Løgstør skole: Gode overgange (udateret).

Temaerne/ indholdselementerne i tegnene (indikatorerne i KVALid) for gode overgange i nærværende projekt er udviklet ud fra forskningsviden om faktorer, der har betydning i forhold til børns overgange fra dagtilbud til skole og fritidsordning.

Temaerne omhandler generelt skolernes og dagtilbuddenes arbejde med at skabe trygge, udviklende, inkluderende og stimulerende fællesskaber, før, under og efter overgangen. Der er på tværs af de udvalgte temaer særligt fokus på at skabe viden om grundlæggende værdier, der er ekspliciterede, således at disse bliver en del af en fælles kultur. De mere konkrete strategier, der gennemsyrer praksis, forstået således at grundholdningerne er tydelige i forbindelse med planlægning, gennemførsel og evaluering af pædagogisk praksis, beskrives som indikatorer, dvs. tegn for handlinger og praksis, der understøtter eksisterende praksis og leder frem mod kvalitativt ny praksis. Indikatorerne formuleres som udsagn, der går på tværs af en skala fra lav til høj kvalitet. Indikatorerne hviler på forskning om overgange, relateret til de fem temaer. Til hvert tema responderer rækker af udsagn, der på forskellig vis peger på hvilken kvalitet der karakteriserer temaet.

I rapporten redegøres for baggrunden for projektet, der bygger på UCN's interesse i – gennem nærværende pilotprojekt – at udvikle dialogværktøjet KVALid (kvalitet i dagtilbud) og som bygger på Vesthimmerland kommunes interesse i at kvalificere arbejdet med børnenes overgange mellem dagtilbud og skole med to områder (Aalestrup og Løgstør) som cases.

Tidligere undersøgelser og projekter på området, fx EVA (2012) "Alle børns deltagelse i læringsfællesskaber", viser, at indsatser med fordel udvikles lokalt i et tværgående samarbejde, at evaluering kan understøtte udvikling af en indsats og at dens virkning er afhængig af konteksten. Et afgørende resultat, som EVA fremhæver og som nærværende projekt bygger videre på, er at projektets forløb organiseres som parallelle processer for udvikling og evaluering. Dette kan skabe en konstruktiv vekselvirkning mellem handling og refleksion. Projektet er på denne baggrund gennemført som dels et kompetenceudviklingsprojekt, hvor deltagerne er involveret direkte i udvikling af egen praksis, og dels som evaluering gennem et forskningsprojekt, hvor deltagere er involveret indirekte gennem dialoger om kvalitet.

Det ene spor, kompetenceudviklingen, følges ved at arbejde med aktionslæring (AL). Her sikres det, at projektet bliver relevant og meningsfuldt for deltagerne, idet AL tager udgangspunkt i deltagernes behov og efterspørgsel. Blandt flere forskellige modeller for aktionslæring har vi valgt følgende definition:

> *"Aktionslæring er læring i fællesskab gennem udspørgende undersøgelse og refleksioner i forhold til deltagernes aktioner (projekter, handlinger, praksis, eksperimenter) og organiseret i særligt rammesatte læringsgrupper med frivillig deltagelse"* *(Madsen, 2008).*

Det andet spor – evalueringen – følges ved at arbejde ud fra en grundlagsforståelse, der bygger på Urie Bronfenbrenners bio-øko-systemiske teori og udviklingsteori om sammenhængen mellem person - kontekst – tid og proces, konkretiseret som de forskningsbaserede indikatorer i KVALid. Hermed sikres det, at hovedelementerne og rationalet bag indsatsen og evalueringen bliver beskrevet, og dermed sandsynliggøres, hvad der er virkningsrelationen mellem handlinger og resultater. En form for programteoretisk tilgang som denne, kan også være med til at sikre fælles viden for alle aktører gennem hele projektet.

En programteori defineres her som et sæt af sammenhængende forestillinger og "teorier" om, hvordan en bestemt intervention (programmet/ indsatsen) virker ind på en række praktiske pædagogiske udfordringer og kan understøtte løsninger på disse. Teori forstås her meget bredt, som en kombination af de forskningsbaserede standarder for høj kvalitet, der udtrykkes gennem KVALid og de forestillinger deltagerne gør sig om den situation, de ønsker at udforske og forbedre. Hermed skabes gyldighed, forstået som relevans for både deltagere og forskere. Et centralt element og en særlig opmærksomhed for forskningen er, hvordan der i nærværende projekt kan udvikles et dialogværktøj KVALid med fokus på overgange mellem dagtilbud og skole, hvor denne gyldighed kan udfoldes gennem transformation af viden fra forskningen til praksis og fra praksis til forskning.

At udvikle nye indikatorer inden for ovennævnte temaer gennem de to spor - anses som en væsentlig innovation ift. Vesthimmerland kommune og i fortsat forskningsøjemed og udvikling af praksis.

2. FORSKNINGSPROJEKTETS MÅL OG FORMÅL

Evalueringen gennemføres med et nyt udviklet dialogværktøj KVALid, der primært fokuserer på lokal kvalitet. Det vil sige, at de fem temaer naturligvis underbygges og forklares ud fra forskningsviden af mere generel karakter, men at de konkrete indikatorer, tegn på kvalitet, udvikles i dialog med lokal praksis. Det anses som en styrke ved KVALid, at det dermed sikres, at tegnene på kvalitet er nationalt og lokalt funderede. Det er tegn, som praktikerne faktisk orienterer sig efter. Det er nogle praktikerne selv har været med til at formulere/ øve indflydelse på og dermed nogle, som anerkendes som værdifulde og meningsfulde for praktikerne.

Hvis man anlægger et mere generelt perspektiv på kvalitet, som det holistiske i ECERS-R (Harms, Clifford & Cryer, 1998; Cryer, Harms & Riley, 2003) og vil måle kvalitet generelt, er ERS skalaerne derimod velegnede, netop fordi der inden for undertemaerne er flere indikatorer, der kan relateres til flere kvalitetsdomæner (fx at de fleste udsagn er relevante for både kognitiv og socioemotionel udvikling).

Styrken i den internationale ERS-linjes værktøjer, fx det nyeste ECERS-3, ligger således samlet set på målingen af læringsmiljøets og interaktionernes mulighed for at understøtte børnenes kognitive, sproglige og sociale udvikling (Sylva et al, 2006 s. 87). ECERS-3 måler dog primært global kvalitet og det kan være tjenligt, som andre studier viser, at reducere antallet af temaer i forhold til anvendelse og formål (Hofer, 2010; Gordon et al, 2015; Mayer & Beckh, 2016) eller supplere en given undersøgelse med domænespecifikke temaer og skalaer (La Paro et al, 2011; Sylva et al, 2006; Sheridan 2012; Siraj-Blatchford & Wong 1999). Hvis man vil måle eller vurdere specifikke (eller andre end de, der måles i ERS) og mere lokale kvaliteter, må der netop ifølge flere studier udvikles nye og/eller supplerende værktøjer (Hofer, 2010; Gordon et al, 2015).

KVALid er ikke, som bl.a. ECERS-E i det engelske EPPE-projekt[4], knyttet an til et formelt curriculum. Værktøjet er i denne version knyttet til de temaer, der i fællesskab er udpeget som vigtige i forhold til overgange mellem dagtilbud og

---

[4] The Effective Provision of Pre-School Education Project. Her anvendes en kombination af ECERS-R (revideret version) og ECERS-E (udvidet "extended" version)

skole. Det er vores vurdering, på linje med andre undersøgelser af ERS-linjen (Gordon et al, 2015) at hverken ECERS-R eller den opdaterede version ECERS-3 er sensitiv over for "overgange". Det dialogværktøj, der anvendes i nærværende undersøgelse, er udviklet specifikt til at bedømme arbejdet med de udpegede temaer. Det kan skabe et blik for den aktuelle status på overgangsarbejdet – en form for øjebliksbillede, og det kan (fx gennem dialoger og interviews før- og-efter i forbindelse med et kompetenceudviklingsprojekt) anvendes til at indfange den kvalitative udvikling i praksis.

Det kan observeres i det, det pædagogiske personale siger og gør, udtrykker og kommunikerer over for børnene. KVALid vurderer således ikke børnene men det pædagogiske personales arbejde og læringsmiljøet omkring interaktionerne mellem voksne og børn.

2.1 PROJEKTETS FORSTÅELSE AF KVALITET

I forhold til kvalitetsbegrebet er grundlaget for KVALid placeret i en dansk kontekst og kultur, hvilket ifølge EPPE studiet er et centralt element (Sylva et al 2006, s. 87). Forskellige læreplaner (curricula), kulturelle prioriteter og forventninger til såvel de professionelle som børnene, skal indregnes for at opnå, at værktøjet er tilstrækkelig følsomt over for den nationale/ lokale kontekst.

Den nyere pædagogiske forskning argumenterer for, at vi anlægger et interaktionistisk, det vil sige samspilsorienteret, perspektiv på hvad pædagogisk kvalitet er (Sylva, Melhuish, Sammons, Siraj-Blatchford & Taggart 2010; Sheridan, Samuelsson & Johansson 2009). Det interaktionistiske perspektiv er, blandt andet ifølge den svenske forsker Sonja Sheridan:

"et nyskabende perspektiv, som både er kulturoverskridende og kulturfølsomt, fordi den betydning, som bliver tillagt kvalitet, dels er relateret til subjektive erfaringer, dels til intersubjektivt [det vil sige mellemmenneskeligt] vedtagne værdier og kundskaber om førskole-tilbuddene inden for forskellige samfundssystemer" (Sheridan 2012, s. 36).

Denne definition indebærer, at pædagogisk kvalitet ses som et fænomen, der er:

- flerdimensionelt

- værdiladet

- meningsbærende

- målrettet

Denne definition fremhæver endvidere, at kvalitet er noget holdbart, i den betydning, at den er bæredygtig og kulturgenerel, men at den samtidig er dynamisk, foranderlig og påvirkes af den kontekst, det foregår i.

Til gengæld er den pædagogiske kvalitet ikke noget endegyldigt. Set i det lys er det hverken muligt eller attråværdigt at forsøge at nå til enighed om en endegyldig definition på kvalitet (Sheridan, 2012, s. 36).

Sonja Sheridan taler som andre forskere for, at vi både skal medregne den *objektivistiske tilgang*, som opererer med målbare karakteristika for kvalitet, og den *relativistiske tilgang*, hvor der er fokus på den subjektive oplevelse af, hvad kvalitet er (Sheridan, 2012; Siraj-Blatchford & Wong, 1999). Over for opfattelsen, at der ikke findes endegyldige mål for kvalitet, kan vi dog indvende, at hvis ikke der eksisterer en række nationale standarder, som siger noget om, hvad god kvalitet er, kan det føre til at vi accepterer en meget stor spredning og store forskelle i kvalitet på alle niveauer og, ikke mindst, at vi i praksis ikke ved om de indsatser, der gøres, virker efter hensigten eller overhovedet er til børnenes bedste.

En række sammenlignende studier viser, at generelle og *globale* kvalitetskriterier ikke uproblematisk kan overføres fra én kontekst og kultur til en anden (Siraj-Blatchford & Wong, 1999; Næsby, 2016). Pædagogisk kvalitet eksisterer ikke "i fast form" i sig selv, men tager form og får indhold i samspillet (interaktionerne) mellem de aktører – fx børnene og pædagoger og lærere - der deltager i den konkrete kontekst, og med omgivelserne, som i vores sammenhæng er afgrænset til overgangsaktiviteter (de aktiviteter, der knytter an til såvel målstyrede og faktiske processer, der skal understøtte børnenes overgange fra dagtilbud til skole). Det betyder også, at der må være et samspil mellem nationale kvalitetsstandarder og de forskellige perspektiver på kvalitet, som aktørerne har.

"Set fra et interaktionistisk perspektiv påvirker børn og deres miljø gensidigt hinanden i et fortløbende samspil" (Sheridan, 2009, s. 255, egen oversættelse).

Sonja Sheridan hævder videre, at hvis vi skal få et fyldestgørende indblik i pædagogisk kvalitet, skal vi studere det samme aspekt og fænomen og de samme situationer fra mere end ét perspektiv af gangen (Sheridan, 2007; 2009).

Kvalitetsforskningen viser, at der er nogle dimensioner og aspekter af pædagogisk kvalitet, som er mere betydningsfulde end andre. Det betyder, at selv om alle aspekterne er bundet til kontekst, indhold, processer og resultat, så er der værdier, der virker på tværs af kontekster, ja endog på tværs af lande, som det kan ses i for eksempel FN's børnekonvention. Det gælder værdier som inklusion, ret til beskyttelse mod overgreb og deltagelse i lærende fællesskaber. Det kommer også til udtryk, når man laver internationale målinger og sammenligninger af pædagogisk kvalitet, hvor det især er disse globale kvalitetskriterier, der sammenlignes.

Nationalt vil opfattelsen af kvalitet variere, da kommunerne herhjemme har udstrakt grad af frihed til at formulere lokale børnepolitiske mål og da de styringsdokumenter, der regulerer området, er forholdsvist upræcist og ikke særlig vidtrækkende formuleret – i hvert fald når man sammenligner med andre lande (Hargreaves, 2016).

Metodisk er projektets kvalitetsforståelse og udgangspunkt, at kvaliteten af et læringsmiljø samlet set må vurderes i de grader af muligheder, det stiller til rådighed for børnene - og i børnenes muligheder for at påvirke disse betingelser. Den faktiske kvalitet, der så at sige produceres i læringsmiljøet, afhænger af styrken i de distale og proximale processer, der henholdsvis hæmmer og fremmer børnenes trivsel, læring og udvikling (Bronfenbrenner & Morris, 2006).

Målet er at gøre værktøjet i stand til at bruge det samspilsorienterede interaktionistiske perspektiv til at opløse den pædagogiske forsknings udfordring med at rumme både de objektivistiske (mål- og effektorienterede) og de relativistiske (oplevelses- og holdningsorienterede) samt de globale og lokale perspektiver på, hvordan man vurderer, hvad der er god pædagogisk kvalitet og dermed at etablere et stærkere fokus på de kvalitetsdimensioner, der undersøges, end man ville få, hvis man fx ville kvalitetsvurdere ved hjælp af et ERS-værktøj[5].

---

[5] Her henvises først og fremmest til projekterne "Barns tidiga Lärande" (Sheridan, Samuelsson & Johansson, 2009; Sheridan, 2009) og EPPE - The Effective Provision of Pre-School Education Project (Sylva, Melhuish, Sammons, Siraj-Blatchford & Taggart, 2010) og udvikling af en extended (udvidet)

Dette interaktionistiske perspektiv medfører en række fordele.

> *"For at gøre fremskridt i forskning om kvalitet i uddannelse i den tidlige barndom ... må vi bevæge os væk fra denne polarisering mellem at se kvalitet som en subjektiv ting, der afhænger af øjet der ser, eller som en objektiv sandhed" (Sheridan, 2009, s. 246).*

Og med kombinationen af det relativistiske og det objektivistiske i det interaktionistiske åbner vi for, at værktøjet kan anvendes i nationale kontekster. Det giver nemlig mulighed for at medregne lokale (nationale) aspekter af kvalitet, som de varierer fra den ene kultur til den anden, og konkrete pædagogiske interventioner, for som Iram Siraj-Blatchford formulerer det:

> *"De materielle ressourcer, aktiviteterne, det sociale samspil og de miljøer, vi tilbyder børn, definerer både mulighederne og begrænsningerne for deres læring. Den sproglige og kulturelle kontekst, de er nedsænket i, påvirker endnu mere grundlæggende hvad det er, de lærer" (Siraj-Blatchford, 2010, s. 150, egen oversættelse).*

2.2 PROJEKTETS FORSTÅELSE AF UDVIKLING: PROXIMALE PROCESSER

Den grundlæggende mekanisme, der skaber menneskelig udvikling, kaldes hos Bronfenbrenner og Ceci (1994) og Bronfenbrenner og Morris (2006) proximale processer. Det er samspilsprocesser i miljøet, der enten understøtter eller hæmmer individets udvikling.

---

version ECERS-E, der tilføjer fx diversitet, litteracy mm til de originale ERS-værktøjer (Sylva, Kingston & Taggart, 2006).

> *"Formen, styrken, indholdet og retningen af de proximale processer, der påvirker udvikling, varierer systematisk som en samlet funktion af det, der karakteriserer personen, der udvikler sig, det miljø processerne foregår i, naturen af de udviklingsresultater der ses på samt de sociale kontinuiteter og forandringer, som finder sted gennem personens livsforløb og gennem den historiske periode personen har levet i"* (Bronfenbrenner & Morris [2006] 2012, s. 208, egen oversættelse)

De proximale processer er rammen for, hvordan det enkelte barn kan udvikle sine potentialer og reaktioner på påvirkninger udefra, fx selvregulering, modstandskraft, læring, udvikling og fastholdelse af positive relationer til andre mennesker. Det er altså også den proces, hvor barnet kan skabe og ændre dets egen psykiske verden og udvikle beredskab til at handle i samspillet med sin omverden (Bronfenbrenner & Ceci, [1994] 2012, s. 120).

Hvis de proximale processer er svage, bliver barnets potentiale for udvikling ikke realiseret i samme grad, som når de proximale processer bliver stærkere og mere omfattende. Det betyder, at den bio-økologiske systemteoris perspektiv både omfatter de potentialer i form af de genetiske dispositioner, vi hver især er født med - vores biologiske arv så at sige - og vores samspil med vores omverden eller miljø.

Hvis vi vil understøtte børns udvikling i barndommen, kræver det ressourcer af forskellig slags: dels viden hos omsorgspersonerne, i familierne, i dagtilbuddene, i skolerne og i nærmiljøerne - og dels adgang til stimuli i børnenes opvækstmiljø, fx medvirken i lege og andre aktiviteter med andre børn og det professionelle personale, og interaktion med legetøj, materialer og symboler, så som tal og begreber, bogstaver og ord.

Børn, der vokser op i et miljø, der indeholder disse ressourcer, stimuleres. I de proximale processer leveres så at sige det nødvendige input for barnets læring og udvikling. Miljøer med svage ressourcer understøtter derimod ikke de proximale processer i nær så høj grad.

Tid er også en ressource. Effektive proximale processer, der driver udviklingen, forstærkes over tid – enten ved gentagelse eller ved at fastholde en udviklende relation og interaktion over længere tid.

Der er megen forskning, der viser, at miljøer, der er fattige på de nævnte ressourcer og som er ustabile og uforudsigelige når det gælder relationer og stimuli, påvirker de proximale processer, så børns udviklingspotentiale ikke realiseres (Bronfenbrenner & Ceci, 1994; Iwaniec, 1995; Werner & Schmidt, 2001).

Høj kvalitet i de pædagogiske processer (fx de måder, personalet arbejder på) og læringsmiljøets beskaffenhed er forudsætninger for, at børnene får de bedst mulige vilkår for deres læring. Og når flere end én proximal proces spiller positivt sammen, stiger børnenes muligheder for læring (Bronfenbrenner & Morris, 2006; model fra Næsby, 2014):

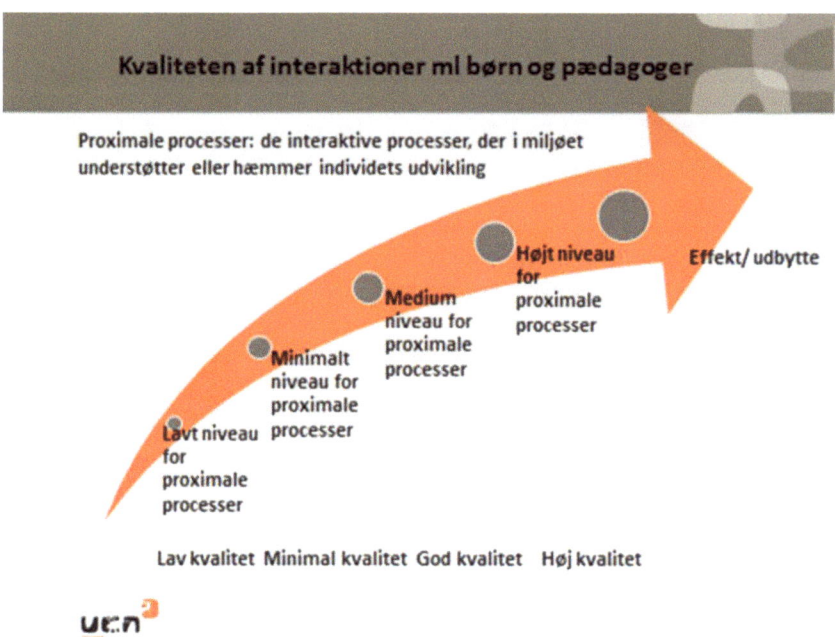

I forlængelse af udviklingsteorien (ovenfor) kan styrken, varigheden og retningen af de proximale processer relateres til empiriske data om lav, minimal, god og høj kvalitet.

2.3 LÆRINGSMILJØER MED HØJ KVALITET

I et større svensk studie viser Sheridan, Samuelsson og Johansson (2009), hvordan forskellige læringsmiljøer kan karakteriseres, og hvilke konsekvenser de forskellige miljøer har for børns læringsmuligheder. Studiet blev gennemført som en tværsnitsundersøgelse af 38 dagtilbud/førskoler i Gøteborg. Studiet er siden videreført i grundskoler i Sverige (fx Williams et al, 2015). Forskerne identificerer oprindeligt tre forskellige typer af læringsmiljøer (Sheridan, Samuelsson & Johansson, 2009, s. 240). Med henblik på en mere præcis vurdering, hvor der skelnes mellem adskilte og begrænsende miljøer (der forklares som klassisk vækst/reformpædagogik over for klassisk (ind-)læringspædagogik) har vi her kategoriseret i fire former for kvalitet af læringsmiljøet.

1. adskilte miljøer = lav kvalitet (utilstrækkelig)

2. begrænsende miljøer = bedre, men stadig lav kvalitet (minimal)

3. børnecentrerede og forhandlingsorienterede miljøer = bedre og god kvalitet (god)

4. udfordrende læringsorienterede miljøer = bedst og høj kvalitet (udmærket)

Lav kvalitet
I læringsmiljøer af lav kvalitet er kvaliteten lav på trods af gode strukturelle og økonomiske rammer (Sheridan, Samuelsson & Johansson, 2009, s. 241). Læringsmiljøet kendetegnes ved at være meget ustruktureret, dvs. helt børnecentreret, som i en klassisk laissez faire eller en radikal selvbestemmelses- eller selvforvaltningspædagogik. De voksne synes ikke at have formuleret specifikke mål for aktiviteterne og synes at have trukket sig tilbage fra børnenes aktivitet. Mange gøremål i dagligdagen foregår således i det, forskerne kalder adskilte verdener, hvor børnene ikke inddrages og personalet optræder uengagerede.

Minimal kvalitet
Bedre, men stadig lav kvalitet ses i læringsmiljøer, hvor dagligdagen er gennemstruktureret og helt voksenstyret, som i radikal struktureret pædagogik, men uden egentlige didaktiske overvejelser. Dagligdagen forløber efter rutiner med rutineprægede aktiviteter for børn i større grupper, rutiner der vel at mærke ikke er reflekterede.

De professionelle voksne (pædagoger/ lærere (førskolelærere)) instruerer børnene og er meget kontrollerende. Konflikter og eventuelle frustrationer i hverdagen tilskrives børnenes problematiske adfærd, dårlige fysiske rammer eller dårlig ledelse eller i sidste ende udefrakommende faktorer. I Williams et al (2015) vises hvordan undervisning af lav og minimal kvalitet bærer præg af instruktion på den ene side og børnene egne mere selvbestemte aktiviteter på den anden side. Der er så at sige ingen forbindelse mellem undervisning og læring.

God kvalitet

I læringsmiljøer af god kvalitet er de børneinitierede aktiviteter og leg i højsædet. Det ses i dagtilbuddene ved, at børnene leger på egen hånd og får muligheder for at udvikle sig socialt i børnegrupper, hvor personalet viser engagement og interesse for børnenes initiativer (Sheridan, Samuelsson & Johansson, 2009, s. 241). Børnene delagtiggøres gennem forhandling. Sammenlignet med danske forhold synes læringsmiljøet at kunne kendetegnes ved dialog, respekt for børnenes initiativer – med børnenes aktiviteter og leg i centrum – et miljø kendetegnet ved samarbejde og åbenhed, altså nærmest en form for selvforvaltningspædagogik eller ud fra en fortælling om "det kompetente barn". Der er i reglen et vist materialeudvalg som ofte er tilgængelig for børnene.

I skolerne ses kvaliteten ved, at lærerne i langt højere grad involverer børnene i undervisningsaktiviteter, fx arbejder med temaer i projekter, hvor børnene organiseres i mindre grupper og arbejder med temaerne over længere tid (Williams et al, 2015).

I forbindelse overgange (eller sammenhænge) mellem dagtilbud og skole taler pædagoger og lærere i dagtilbud og i børnehaveklasse i Sverige dog ofte om, at der er to pædagogiske tilgange, der støder sammen (Granbom & Lundström, 2016). Pædagoger i dagtilbud lægger vægt på og orienterer sig mod at børns nysgerrighed får lov at folde sig ud, og at målet er højere selvværd over for skoleforberedende aktiviteter. Det handler om, at børnene selv tror på, at de kan lykkes i skolen (Granbom & Lundström, 2016). Den danske forsker Søren Smidt (2015) har i en undersøgelse i dagtilbud observeret, at pædagoger ofte omtaler dette som "selvhjulpenhed". De rutiner, der arbejdes med at indøve med børnene: selv tage tøj på og af, finde madkasserne frem, hjælpe hinanden osv., er også netop dem, det fra skolens side forventes, at "modne" børn mestrer, når de starter i skolen, om end disse rutiner mest af alt finder sted i frikvartererne eller tilsvarende overgange i skoleregi (Smidt, 2015).

Fra skolen lyder det ifølge den svenske skolestartundersøgelser også netop, "at vi har høje krav i skolen, og udfordringen her er, at børnene ikke er modne" (Granbom & Lundström, 2016). Børnehaveklasselærere udtaler, at det handler om, at børnene skal blive hurtige til at løse opgaver, at lære skolens rutiner at kende og selv kan skabe venskaber. I en islandsk undersøgelse af overgange mellem hjem, dagtilbud og skole udtales det fra skolens side, at man ikke er interesserede i forhåndsviden om børnene (Dyrfjord, 2016).

De ønsker at "danne deres egen opfattelse" af børnene, da "børnehaven reproducerer de voksnes forestillinger om og holdninger til skolen" (Granbom & Lundström, 2016).

Høj kvalitet

I læringsmiljøer, som ifølge Sheridan, Samuelsson & Johanssons vurdering har en høj kvalitet, er læringsmiljøet præget af gode samspil, kommunikation med og udfordringer for børnene. Personalet har formuleret tydelige mål for aktiviteterne med klare udviklingsperspektiver, men udformer aktiviteterne i samarbejde med børnene. Der ses varierende gruppestørrelser og gruppeinddelinger med det formål at give omsorg, skabe rum for leg og muligheder for læring ud fra fastsatte mål, hvilket muliggør en progression i børnenes læring og udvikling (Sheridan, Samuelsson & Johansson, 2009, s. 243).

Generelt indikerer dette, at såvel i førskole (dagtilbud), indskoling og fritidsordning ses en balance mellem aktiviteter, der er spontant opstået eller bygger på børns egne initiativer (initieret af børn inden for den kulturbestemte og institutionelle ramme), og aktiviteter, der er tilrettelagt af pædagoger og lærere (initieret af voksne). Og der ses en tredje form, nemlig aktiviteter, der er initieret af både voksne og børn. En balance, der også internationalt fremhæves som en høj kvalitet (Sylva et al, 2010).

Til forskel fra de to første former er miljøet rigt på materialer, stimuli og udfordringer. Personalet møder børnene med pædagogisk bevidsthed og indsigt i børns intentioner og interesser og de forholder sig nysgerrige over for børns spørgsmål. Læring er et gennemgående træk, og personalet ønsker at børnene skal have en oplevelse af sig selv som lærende (Winther-Lindqvist, 2016). Personalet tager stilling til, hvilke erfaringer, oplevelser, indhold og aktiviteter, der er væsentlige for børns læring og udvikling, samtidig med at de kan gribe nuet og spontant følge op på eller tage afsæt i børnenes egne initiativer (Sheridan, Samuelsson & Johansson, 2009, s. 244).

Leg og læring ses i denne forståelse i en integreret sammenhæng, hvor aktiviteterne beskrives som lærende leg og/eller legende læring (Sommer, Samuelsson & Hundeide, 2013).

Som kvalitetsforskningen og barndomsforskningen her indikerer, handler høj kvalitet generelt om, at de professionelle omsorgsgivere (lærere og pædagoger) møder børnene med pædagogisk bevidsthed og indsigt i børns intentioner og interesser, og at de forholder sig nysgerrige over for børns spørgsmål og er læringsorienterede i deres tilgang til børnene (Næsby, 2012).

De professionelle skal med baggrund i lovgrundlag og kommunens børnepolitik tage stilling til, hvilke erfaringer, oplevelser, indhold og aktiviteter der er væsentlige for børns inklusion, trivsel, læring og udvikling samtidig med, at de kan gribe nuet, dvs. spontant følge op på eller tage afsæt i børnenes egne initiativer (Sheridan et al, 2009, s. 244).

2.4 UDVIKLING AF LÆRINGSMILJØER

I de senere år er der i uddannelsesforskningen en øget opmærksomhed på, hvordan reformer og nye diskurser fx med folkeskolereformen (2014) kalder på en mere forskningsinformeret og målstyret udvikling af læringsmiljøer. Fra "Taskforce om fremtidens dagtilbud" (Socialministeriet, 2012) og "Skoleparathed. Systematisk forskningskortlægning" (Dyssegaard et al, 2013) lyder det samstemmende, at en mere målrettet voksenstyret indsats giver børnene de bedst mulige betingelser for en god skolegang (Egelund, 2016). Samtidig har inklusionsopgaven skabt et øget fokus på, hvordan skoler og dagtilbud indretter sig, så alle børn får mulighed for at deltage i fællesskaber om leg og læring.

I et review om inkluderende uddannelse finder David Mitchell (2014) mange resultater, der understreger vigtigheden af at etablere en positiv etos eller skolekultur, for en skoles kultur har en væsentlig betydning for elever og ansattes adfærd og forståelse af skolens praksis. Også Nind m. fl. (2004) finder i deres systematiske review, at en fælles grundholdning (shared philosophy) er afgørende i forhold til, at reelle inkluderende praksisser kan forekomme. Der er således en lang række af de inkluderede studier i reviewet, der understreger signifikansen af et fælles værdigrundlag som basis for samarbejdet mellem de professionelle (lærere og pædagoger):

> *"Implicit in the approaches researched in these papers is a need for everyone to share and understand a common school philosophy about everyone's learning and respect for individuals who experience difficulties. 'Inclusion' of individuals in mainstream classrooms in the sense of participation in the learning community cannot occur without cooperation and collaboration." (Nind et al 2004, s. 66)*

Dyssegaard et al (2013) fremdrager ligeledes resultater, der peger på vigtigheden af et fælles værdigrundlag eller en fælles inkluderende grundholdning:

> *..." hvis læreren har en positiv holdning til inklusion, har det en direkte indflydelse på alle elevers læring. Det viser sig videre, at lærerne skal være medlemmer af et "pædagogisk fællesskab" enten på egen skole eller udenfor skolen. De enkelte læreres pædagogiske praksis bliver støttet af disse fællesskaber ud fra en fælles forståelse af, hvordan børn lærer" (Dyssegaard et al 2013, s.60).*

Lærere og pædagoger skal i dette lys udvikle kompetencer og praksis til at gennemføre aktiviteter i overgange mellem dagtilbud og skole, der baseres på et fælles værdigrundlag, konkret og systematisk samarbejde – gerne faste teams - hvor børnenes trivsel, læring og udvikling er i fokus, og som tilrettelægges og gennemføres ud fra konkrete lærings- og kompetencemål, der bygger på viden om (data), hvad der virker bedst og hvordan praksis evalueres, så man ved, om man når de mål, man har sat sig. (DuFour & Marzano, 2011; Qvortrup, 2014).

I forbindelse med inklusionsopgaven og dermed også opgaven med at højne kvaliteten i pædagogisk praksis i dagtilbud og skole, skal betydningen af at inddrage børnene aktivt understreges. Mitchell (2014), Dyssegaard et al (2013) og Nind et al (2004) fremhæver alle studier, der peger på, at venneordning, (peer-tutoring el. peer interactive approaches) rummer positive effekter på samtlige elevers læringsudbytte. (En venneordning er fx det, at børn i skolestarten tilknyttes en "skolekammerat" fra en af de ældre klasser).

Dyssegaard et al (2013) pointerer, at venneordning har positive inkluderende effekter, når curriculum og konkrete opgaver tilpasses de enkelte elever/grupper. Ligeledes har det betydning, at læreren/pædagogen fører tilsyn med og støtter eleverne i venneordningsprocesserne. Børnene skal ikke overlades til sig selv i sådanne processer. Mitchell (2014) fremdrager resultater, der peger på at venneordning har særlig positive betydninger både for elevernes læringsudbytte såvel som sociale kompetencer og trivsel. Nind et al (2004) fremhæver resultater, der understreger, at venneordning er effektivt i forhold til elevers aktive deltagelse i fællesskaber samt i forhold til elevers holdning til læring. I etablering af en systematisk praksis om samarbejde om børns overgange mellem dagtilbud og skole kan der altså med fordel indtænkes aktiviteter, hvor børnene får opgaver, der aktivt understøtter en fælles kultur hvor børnene hjælper hinanden med at blive en del af fællesskabet.

Børnenes egne initiativer og forestillinger kan og skal udfordres af aktive pædagoger og lærere. Forskning viser, at projekter, der formes i et sådant samspil, øger børnenes motivation og forståelse og har potentiale til at børnene udvikler nye tænkemåder, hvor leg og læring integreres i børnenes refleksion på nye måder (Johansson, 2015).

En fælles kultur udbygges og vedligeholdes gennem en veludviklet samarbejdspraksis. I et notat, der bygger på et litteraturstudie, fremhæver Danmarks Evalueringsinstitut (EVA 2017) en række bud på, hvad der kendetegner et velfungerende samarbejde mellem lærere og pædagoger i skolen. Disse kendetegn kan udstrækkes til også at dække samarbejdet mellem de to fagligheder på tværs af dagtilbud og skole/SFO:

- Der er klarhed over faggruppernes roller og mulige bidrag, så begge gruppers faglighed og kompetencer bringes i spil.
- Lærere og pædagoger planlægger og evaluerer i fællesskab undervisningen.
- Lærere og pædagoger giver hinanden sparring, og begge parter oplever, at de udvikler deres faglighed i samarbejdet.
- Begge parter betragter hinanden som ligeværdige i samarbejdet.
- Ledelsen bakker op om og leder samarbejdet (EVA, 2017, s. 4).

De fem kendetegn matcher også begrebet "professionelle læringsfællesskaber" (Dufour & Marzano, 2011; Albrechtsen, 2013), der omfatter et samarbejde, der kendetegnes ved professionelle, der arbejde kollektivt og målrettet for at skabe og opretholde en kultur med trivsel, læring og udvikling for både børn og voksne.

På denne baggrund kan vi formulere nogle generelle indikatorer for en kultur, der danner grunden for et læringsmiljø af høj kvalitet:

- Læringsmiljøet præges af gode samspil (interaktion), kommunikation med og udfordringer for børnene.

- De professionelle har formuleret tydelige mål for aktiviteterne med klare lærings- og udviklingsperspektiver, men udformer aktiviteterne i samarbejde med børnene.

- Der arbejdes med varierende gruppestørrelser og gruppeinddelinger med det formål at give omsorg, skabe rum for leg og muligheder for læring ud fra de fastsatte mål

- Læringsmiljøet er rigt på materialer, stimuli og udfordringer

- Der er opmærksomhed på alle børns ret til gode samspil, læring og medvirken i fællesskaber og opmærksomhed på eventuelle eksklusionsmekanismer

Disse generelle indikatorer indarbejdes i evaluerings- og dialogværktøjet KVALid således, at de på forskellig vis er repræsenteret i indikatorerne under de fem temaer. Sammen med de internationale kvalitetsstandarder for inklusion, relationer, medvirken (demokrati) og læring, fungerer de på den måde, at jo mere miljøet præges af dem, desto højere er kvaliteten (Næsby, 2012).

3. METODE

De **forskningsspørgsmål,** der søges besvaret er:

- Hvad er kvalitet i de indsatser/ temaer, der ønskes arbejdet med?

- Hvordan kan kvaliteten ses og vurderes?

- Hvilken effekt har indsatsen (kvalitetsvurderingen og kompetenceudviklingen) for den indholdsmæssige kvalitet og for samarbejdet om overgange mellem børnehave og skole?

3.1 DATAINDSAMLING OG ANALYSEMETODE

Den bio-økologiske og systemiske baggrund for kvalitetsniveauer, skaleret ud fra styrken i de proximale processer, danner de grundlæggende elementer for analysemetoden (Bronfenbrenner & Morris, 2006; Næsby, 2014; Tietze, 2016). Dvs. praksis analyseres ud fra, hvilke mønstre af udsagn, praksis i læringsmiljøerne møder, som kan karakterisere god og høj kvalitet, når praksis gennem udsagnene analyseres ud fra hvorvidt de fremmer eller hæmmer de proximale processer og i hvilket omfang. Praksis observeres og analyseres ved hjælp af KVALid, interviews, dokumenter og på flere niveauer (Bronfenbrenner & Morris, 2006).

I en samlet konceptuel ramme eller grundlagsforståelse taler man inden for kvalitetsforskningen om forskellige former for kvalitet (Næsby, 2012; 2014). Ikke alle former for kvalitet kan observeres direkte i en given pædagogisk praksis og alene nærværende projektets tema – overgange – skaber udfordringer for metodevalget. De forskellige former for kvalitet (struktur, orentering og indhold, proces og effekt[6]) kan observeres ved brug af forskellige metoder og værktøjer. I projektet arbejdes med de forskellige kvalitetsformer således:

Strukturkvalitet

Der refereres til dagtilbudsloven og folkeskoleloven, og i formålet med projektet indlejres projektets temaer i en historisk og aktuel samfundsmæssig og pædagogisk ramme (og supplerende i teoriafsnittet om tema 5, fælles kultur). Dette udgør øko-systemteoriens chronos og makro-niveauer eller i termer fra kvalitetsforskningen, tid og strukturdimensioner. Fysiske rammer, ressourcer (normering), personalets uddannelsesniveau, adgang til efter- og videreuddannelse, fordeling på køn, personaleflow osv. er blandt elementerne i denne kvalitetsform. I projektet afgrænses strukturkvalitet til organisatoriske forhold som udspringer af de fem temaer, dvs. aspekter af samarbejde, måder at organisere aktiviteter på, informationer til forældre mm. Disse forhold undersøges primært gennem dokumentanalyse og interview med ledelse og pædagogisk personale og henføres i analysen til "organisatoriske overgangsaktiviteter".

Orienteringskvalitet (indholdskvalitet)

Der indsamles dokumenter fra institutioner og skole, der suppleres med interviews med ledergruppen, og som udgør eksoniveauet/ indholdsdimensionen. Der gennemføres interviews med repræsentanter for ledelse og for pædagogisk personale, der søger at indfange ikke-observerbare indikatorer, hvilket både dækker ekso- og mesoniveauet/ indholdsdimension. Her indfanges institutionernes og personalets holdninger og tilgange til arbejdet og dermed træder såvel organisatoriske overgangsaktiviteter som de pædagogiske overgangsaktiviteter frem. Orienteringskvalitet omfatter det pædagogiske personales opfattelse af og forklaringer på deres børnesyn, læringssyn og opfattelse af børns behov for omsorg og trivsel mv., relateret til overgangsaktiviteter, både som det beskrives i dokumenter (fx oplysninger til forældre), som i måden det reelt udfolder sig på og omsættes i praksis. Kvaliteten er her "organisatorisk". Det er beskrivelser og planer, som i den næste kvalitetsform søges omsat i praksis.

Proceskvalitet

Kvaliteten af de ovennævnte organiseringer, eller rettere omsætningen af dem, viser sig i den pædagogiske praksis og i interaktioner mellem omgivelser (miljø), personale og børn. Denne kvalitet er direkte observerbar og afdækkes med KVALid

---

[6] Disse former forklares ikke dybere her. Se fx Næsby, 2012 og 2014 for et overblik over disse former.

som observationsguide. Børnenes stemmer inddrages gennem børneinterview på mikroniveau, både i proces- og effektdimensionen. Grupper af børn er interviewet i dagtilbuddet før skolestarten og de samme børn i 0. klasse efter skolestarten. Børnene fortæller om deres oplevelser med overgangsaktiviteter og om deres erfaringer, efter de er startet i skole (som fx Broström, 2016). Kvaliteten analyseres som "pædagogisk overgangsaktivitet".

Netværkskvalitet
Samarbejdet med forældrene om overgange mellem dagtilbud og skole er i nærværende projekt belyst gennem interview med ledelse og personale, og gennem institutionernes dokumenter. Enkelte aspekter af netværkskvalitet på mikroniveau indfanges gennem interview med børnene. I andre større projekter vil forældrenes egne stemmer kunne indgå i data gennem interview med og spørgeskemaer til forældrene selv.

På meso og ekso-niveauer er kvaliteten af relationer til andre børn og voksne væsentlige for børnenes trivsel, læring og udvikling. Både direkte gennem tilknytning til betydningsfulde personer, så som de professionelle i skolen, SFO'en og dagtilbuddet og naturligvis i familien, men også mere indirekte gennem de professionelles samarbejde med familien og øvrige netværk i miljøet.

Netværkskvalitet er i en vis forstand "organisatorisk", da den også beror på mål og rammer som i indholdskvalitet, men den kan også henføres til "pædagogisk overgangsaktivitet", i form af de forældreinddragende aktiviteter, der faktisk finder sted. I nærværende projekt har det ikke været muligt at observere sådanne aktiviteter ligesom forældrene ikke er blevet interviewet eller på anden måde inddraget. Samarbejde med forældre om overgange henføres derfor analytisk til "organisatorisk overgangsaktivitet".

Effektkvalitet
Effektkvalitet er så at sige effekten (outcome) af hvordan overgangsaktiviteter med de ressourcer, der er (input), realiseres som processer (output). Dette er ikke en lineær proces men en rekursiv eller cirkulær proces. Børnenes og familiernes udbytte af arbejdet med overgange kan indsamles gennem spørgeskemaer, før- og efter målinger eller test, observationer og interviews. De forskellige instrumenter fremdrager forskellige aspekter af udbytte, fx som læring, som oplevelse og erfaring, som ændringer i holdninger, osv. I nærværende projekt er det alene personale og børn, der er blevet interviewet om deres syn på overgangsaktiviteterne, efter børnene er startet i skole.

Analyse

Til de *organisatoriske overgangsaktiviteter* (som primært er struktur og netværkskvalitet), som kan undersøges gennem interview og dokumentanalyse, henfører vi altså:

Sociale relationer der forbinder miljøerne i dagtilbud og skole, skema 1.1 Samarbejde mellem dagtilbud og skole. Skemaet handler bl.a. om samarbejdet mellem personalegrupperne og om der er systematiske overleveringer af viden fra dagtilbud til skole og omvendt. Det er bl.a. synligt gennem kalender- og mødeaktivitet og kan afdækkes gennem interview.

Også skema 1.2 henviser til planlægning, didaktik og mål for og organisering af arbejdet, der fx kan undersøges ved at afdække, om der foretages løbende systematiske observationer, refleksioner, fx skriftlige evalueringer af aktiviteten/legen/ undervisningen, som benyttes til at videreudvikle overgangsaktiviteter. Dette skema fungerer i praksis også som interviewguide.

Samarbejdet med forældre om børnenes overgange er på samme måde ikke observerbart. Begge skemaer, 2.1 Kontakt og information og 2.2 Forældreinddragelse, fungerer som interviewguide. Skemaerne spørger bl.a. til under hvilke former og med hvilket formål forældrene inddrages i såvel aktiviteter som dialoger om læring og mål.

Design af læringsmiljø – i et kønsperspektiv – er også delvist en organisatorisk aktivitet i skema 3.1 om sociale aktiviteter og læringsmiljø i et kønsperspektiv. Fx når det handler om hvordan personalet tænker om og differentierer køn (kan afdækkes i interview). Men det er også et observerbart tema.

Til *pædagogiske overgangsaktiviteter* (primært orienterings- og proceskvalitet), som kan undersøges gennem interview, dokumentanalyse og observation, henfører vi:

Skema 1.3, der handler om inddragelse af børnene i overgangsaktiviteter. Her kan der konkret observeres tegn på, hvordan børnene inddrages, hvilke materialer, der inddrages og understøtter overgangen og om overgangsaktiviteter på nogen måde dokumenteres.

Skema 3.1 om design af læringsmiljø i kønsperspektiv og skema 3.2, der handler om hvordan læringsmiljøet tilrettelægges og hvordan aktiviteter for drenge og piger, sammen eller hver for sig, foldes ud i praksis.

Skema 4 handler om børnenes perspektiv i overgangen. Det kan observeres gennem de måder børnene inddrages i planlægning af aktiviteter i overgangen mellem dagtilbud og skole og fx ses ved, at børnene fortæller – uopfordret eller på opfordring - om deres forventninger til og oplevelser med overgangen mellem dagtilbud og skole/SFO.

Skema 5 omhandler "En vis kulturel lighed mellem f.eks. organisering, pædagogik og læringsfokus", hvilket kan observeres fx ved, om der er dialog og refleksion med børnene om, hvad målet med overgangsaktiviteterne er. Taler personalet og børnene i dagtilbud fx sammen om forventninger til skole og SFO og taler personalet i 0.klasse med børnene om deres tid i børnehaven. En dokumentanalyse vil kunne undersøge orienteringskvalitet, fx om der anvendes samme sprog og begreber i henvendelser til fx forældre (skolestart, skoleforberedelse, overgang mv.). Kultur går på tværs af alle skemaer, så selvom det undersøges som selvstændigt tema, vil det kunne ses integreret i og under de fire andre temaer.

Den samlede konceptuelle ramme bliver således (efter model af W. Tietze, 2016, s. 15):

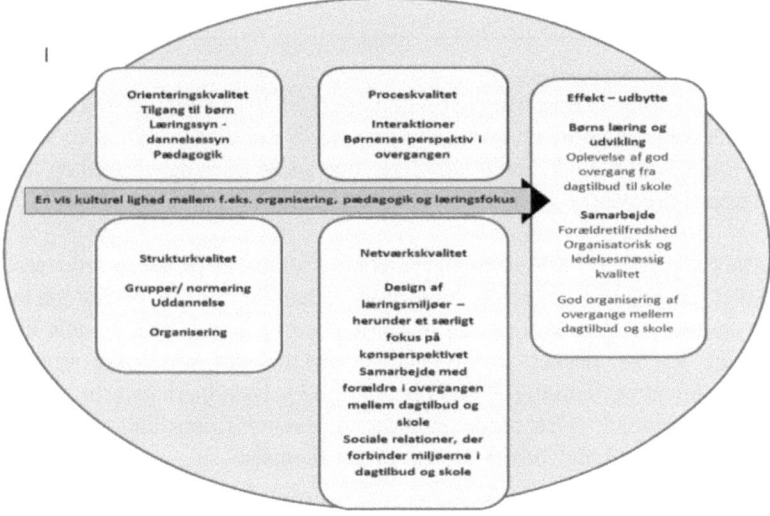

3.2 ANVENDELSE AF DIALOGVÆRKTØJET TIL OBSERVATION

I det følgende afsnit 4 gennemgås de fem temaer. Dermed præsenteres den forskning, der ligger bag udpegningen af tegn på kvalitet (indikatorerne), formuleret som en række udsagn. Således ses, med afsæt i projektets kvalitetsforståelse (afsnit 2), hvad, der er kvalitet og hvordan, det kan observeres.

Da fokus rettes mod overgange mellem dagtilbud og skole, ses de fem temaer gennem aktiviteter, der omhandler disse overgange, der hvor de finder sted og når, de finder sted. "Overgange" er i høj grad et fænomen, der kan være svært at observere, da det netop finder sted mellem miljøer (dagtilbud og skole) og derfor måske ikke har en institutionel forankring. Overgange eksisterer hele tiden, men er ikke altid "på skemaet" så at sige. Nogle forskere taler om glidende overgange, der kan blive så svage (set som proximal proces), at børnene ikke oplever overgangen særlig konkret eller som et egentlig skifte (Winther-Lindqvist, 2016). Der er dog behov for kontinuitet i overgangen, og

> *"kontinuiteten skal bestå i, at børn både før og efter skolestart hjælpes til at opleve sig selv som lærende mennesker. Børnene skal opleve, at de professionelle omkring dem vil lære dem noget og derfor introducerer dem til mange forskellige ting"* (Winther-Lindqvist, 2016, s. 6).

Erfaringerne fra den første observationsrunde i efteråret 2015 i de to distrikter viser da også, at der var mange af de først udviklede indikatorer, der reelt ikke kunne observeres. Både fordi der ikke fandt konkrete "overgangs-aktiviteter" sted og fordi formuleringerne i skemaerne var for upræcise.

Indikatorerne (udsagnene) i KVALid er reviderede i foråret 2016. De er reducerede i kompleksitet, de er mere orienteret mod observerbare aktiviteter og der skelnes som nævnt ovenfor mellem skemaer til at guide observation og til interview eller selvevaluering. Vi har ønsket at udvikle et værktøj, der både skal være et forskningsinstrument og samtidig et dialogværktøj og selvevalueringsinstrument til pædagogerne/lærerne. I sidste ende kan det opleves meningsfuldt at adskille tingene, så der i "daglig brug" bliver tale om to sæt skemaer.

Da fokus har været på "gode overgange mellem dagtilbud og skole" er skemaerne rettet mod disse som en enhed og mod det samarbejde mellem dagtilbud og skole, der overhovedet gør dette muligt og giver konkrete tiltag form. I skemaerne betegnes de professionelle (pædagoger og lærere) derfor som "personale" og aktiviteter, hvad enten de er "glidende" eller markerer et skifte, som nogle, der finder sted – nogen gange i dagtilbuddet, nogen gange i skolen/SFO'en og nogen gange i fælles aktiviteter.

3.3 UDVIKLING AF INDIKATORER, SKALERING OG SCORING

Processen med udvikling af indikatorer tager afsæt i både teoretisk og empirisk viden om og erfaring med arbejdet med børns overgange mellem børnehave og skole/SFO. Temaerne danner udgangspunkt for tegnene på høj kvalitet. Hvert tema beskriver, hvad der i interaktioner i læringsmiljøet angiver retningen for processerne. Det bygger som nævnt ovenfor på teorien om proximale processer, som de udfolder sig i de fire kategorier af læringsmiljøer (fra lav til høj) og på item-respons-teori-metode, hvor temaerne er udfoldet på baggrund af den forskningsbaserede viden (der fremlægges i kapitel 4) og på baggrund af feedback fra observatører og deltagere i praksis i den første observationsrunde.

I forbindelse med validering af udsagn har studerende på pædagoguddannelsen, hold SV 14 (specialisering skole-fritid) ydet er stor indsats. De har som led i en øvelse forholdt dig kritisk til de fem temaer og indikatorerne. De udviklede indikatorer er også gennem udviklingsdialoger som nævnt vurderet af erfarne pædagoger og har samlet gennemløbet flere iterationer, hvor indikatorerne er blevet omformuleret, forkastet og/eller erstattet med nye. Dette gennemføres i denne type projekter også i form af udviklingsdialoger (se senere).

Det skal gentages at KVALid ikke er en Environment Rating Scale (ERS). Den måde ERS-linjens værktøjer måler på er anderledes (Næsby, 2016). I ERS er den første og laveste kvalitetsform beskrevet som "utilstrækkelig", hvorfor udsagnene er formuleret så observatøren kan og skal svare nej til dem for at kunne gå videre i skemaet. I KVALid er kvaliteten her "lav". Man kan sige at udgangspunktet er højere for den lokale kvalitetsforståelse og observationsmetode end for den globale.

Der anvendes konsekvent ikke en "stop-go" scoring. I KVALid observeres med hele skemaet, hvorefter det samlede gennemsnit kan beregnes som tendens, på en skala fra 1-4 (lav-høj kvalitet) eller med en 7-trins Likertskala. KVALid oversætter ikke og anvender heller ikke udsagn fra ERS-værktøjer, for der eksisterer ikke et

ERS-værktøj, der omhandler overgange mellem dagtilbud og skole og SFO. De fem temaer er således begrundet i og udfoldet og nyudviklet gennem en item-respons-teori model, hvor høj kvalitet er lig med at personalet møder udsagnene, som de forklares teoretisk og kan iagttages empirisk, og hvor høj, god til minimal og lav kvalitet udtrykker karakteren af mødet med temaerne i de proximale processer.

I og med at KVALid er et dialogværktøj kan det ikke anvendes til scoring og måling men netop kun til vurderinger af og dialoger om kvalitet.

3.4 OBSERVATIONSGUIDE

Der er i dette projekt med 5 temaer gennemført en *halvanden til to times* observation pr besøg. Hvis der herefter forekommer relevante aktiviteter eller hvis bedømmeren oplever at komme i tidsnød udvides observationstiden med op til en halv time. Start- og sluttidspunkt noteres på de vurderings- og scorings-ark, der skal anvendes ved observationen (registreret med observationsskema i SurveyXact).

Observationen foregår på et tidspunkt, hvor der er flest børn til stede i en overgangsaktivitet; i tidsrummet indsamles data om alt, hvad der observeres.

Observationerne guides af de beskrevne indikatorer, der vurderes løbende. Observatøren skriver noter, der understøtter vurderingen og giver eksempler på, at indikatorerne er observeret. Fx: "Læreren spørger børnene, om de kan huske sangen fra børnehaven".

Der gennemføres observationer i dagtilbud, skole og SFO to gange – før og efter gennemførelsen af kompetenceudviklingen. Observationerne er gennemført som planlagt, men resultaterne af den første runde anvendes ikke i forhold til vurdering af praksis.

Tendensen i resultatet bygger på observatørernes vurdering af om kvalitetsindikatorerne/ udsagnene er blevet mødt. Om de ses eller ej. En del udsagn har begreber som "ikke"," aldrig"," sjældent", "ofte", "nogen gange", "i reglen". Nærværende skemaer har i jævnfør med teorien om proximale processer den logik, at de første tidsmæssige angivelser er overvejende negative og er det modsatte af høj kvalitet i processer, der kendetegnes af systematisk refleksion, bevidste gentagelser og didaktiske overvejelser. Midterkategorierne så som "sjældent" tolkes også som "sporadisk", dvs. ikke systematisk, og "i reglen" tolkes som "jævnligt", som noget der ses ofte, men dog ikke hele tiden.

Der vil på nuværende tidspunkt alene være tale om en test af værktøjet og tendenser i forhold til om læringsmiljøet møder kvalitetsindikatorerne (se fx La Paro et al, 2012).

Faktorerne er ikke testet statistisk i dette projekt på grund af begrænsede ressourcer. Inter-rater validity kan heller ikke beregnes i nærværende projekt, da observatørerne har arbejdet alene.

3.5 UDVIKLINGSDIALOGER

Pålideligheden af udsagnene i dialogværktøjet understøttes af en udviklingsdialog med ledergruppen og koordinatorer for de deltagende dagtilbud, SFO'er og skoler. Gennem dialogen afprøves indikatorerne i forhold til forståelse og mening, dvs. om udsagnene kan forstås og giver mening i den konkrete kontekst.

Dialogen har ført til, at nogle indikatorer ervjusteret, at formuleringerne ændredes, så værktøjet kan anvendes meningsfuldt efterfølgende, som led i den fortsatte kompetenceudvikling og det konkrete kvalitetsarbejde efter afslutningen af forsknings- og kompetenceudviklingsprojektet. Dialogen medfører også en styrkelse af projektets forankring, idet dialogmøderne giver rum for udveksling af meninger og opfattelser vedrørende indikatorernes udsagnskraft, først og fremmest: om de giver mening for deltagerne.

En stærkere kvalitetssikring kunne i et opfølgende projekt opnås ved at gennemføre observationer med ECERS-3 (Harms, Clifford & Cryer, 2015), der så kunne sammenlignes med KVALid. Det vil dog kræve, at ECERS-3 undersøges for, hvilke af de fem temaer, der måles og hvilke, der ikke gør. Gordon et al. (2015) påpeger, at ECERS ikke er anvendelig, hvis man vil vurdere eller måle overgange. Det kunne i den forbindelse også undersøges, om indikatorerne i KVALid sammenlignet med internationale ERS resultater er for svage (lig med, det er for let at opnå en høj score, jf. Vermeer et al, 2016).

3.6 INTERVIEWS OG OBSERVATIONER

Aalestrup

Fokusgruppeinterview med ledergruppen med deltagelse af leder fra Børnehuset Aalestrup, leder af SFO og indskolingen på Aalestrup skole samt leder af Aalestrup skole

Interview med kvalitetskoordinatorer

- o Interview med kvalitetskoordinator i Børnehuset Aalestrup

- o Interview med kvalitetskoordinator i indskolingen, Aalestrup skole

- o Interview med kvalitetskoordinator i SFO Kvisten

Fokusgruppeinterview med 4 børnegrupper

- o Første gang, mens børnene gik i Børnehuset Aalestrup og

- o Anden gang, da børnene var begyndt i indskolingen i Aalestrup skole

5 observationsrunder

- o 2 runder i Børnehuset Aalestrup

- o 2 runder i Indskolingen, Aalestrup skole

- o 1 runde i SFO Kvisten

Løgstør

Fokusgruppeinterview med ledergruppen, børnehaverne, skole og SFO

3 interviews med kvalitetskoordinatorer fra dagtilbuddene og 0. klasse

8 børneinterviews fordelt på de to dagtilbud

    o   Første gang, mens børnene gik i Børnehaven Kridthuset og i Børnehaven Sneglehuset

    o   Anden gang, da børnene var begyndt i indskolingen i Løgstør skole

5 observationer: Børnehaven Kridthuset på besøg i 0. klasse, Børnehaven Sneglehuset på besøg i 0. klasse, 0. klasse med de nye børn fra de to dagtilbud.

3.7 DOKUMENTER

Som referencepunkt for orienteringskvalitet er "den sammenhængende børnepolitik", der er udmøntet i et børnesyn og en række guidelines, der præciserer den overordnede børnepolitik, beskrevet indledningsvist. Børnepolitikken er udmøntet i en række indsatsområder, herunder "gode overgange", som der er blevet arbejdet specifikt med siden 2012 i Vesthimmerland kommune.

Kvalitetsrapporten på dagtilbudsområdet (2015) belyser de resursemæssige rammer og de faglige resultater for dagtilbud i Vesthimmerlands Kommune. De faglige resultater bygger på dagtilbuddenes arbejde med Kompetencehjulet og temaerne fra den pædagogiske læreplan, konklusioner fra de pædagogiske tilsyn samt DBA aftalerne (dialogbaseret aftalestyring). Kvalitetsrapporten har således ikke specifikt fokus på samarbejdet med skolen.

Samarbejdet skolerne og dagtilbuddene imellem om de gode overgange er nævnt i kvalitetsrapporten for skoleområdet (2015), men det er ikke nærmere beskrevet. De faglige resultater bygger på trivselsmålinger mv.

Dokumentbeskrivelse Løgstør

1) I en folder "Se jeg kan flyve... en god skolestart" dateret 2015 beskrives personlige, sociale, sproglige, kulturelle og kropslige kompetencer og færdigheder, som et barn kan have brug for i forbindelse med skolestart.

"I denne pjece beskrives forhold, som kan være ønskeligt, at et barn kan. Det er således ikke krav, der alle skal være opfyldte. Pjecen kan derfor anvendes som inspiration for forældre til at lære/støtte barnet på områder, hvor det endnu ikke opfylder de beskrevne færdigheder" (Vesthimmerland kommune, 2015).

2) I efteråret 2015 afholdes forældremøde:

"Dit barn går i vores skolegruppe, det betyder, at I snart skal tage stilling til om Jeres barn er skoleparat.
I denne forbindelse holder vi i Kridthuset et lille info møde om, hvad det vil sige, at være skoleklar.
Her vil der være repræsentanter fra 0. klasse på Løgstør Skole, samt SFO´en Bøgen".

3) Orientering om skolegruppens møde hver tirsdag samt årets gang i skolegruppen. "Skolebørn mødes hver tirsdag og går på skolen på tværs af stuerne" (Kridthusets skoleorm). Årshjul for skolegruppen med kort beskrivelse af aktiviteter. Skolegruppen præsenteres for materialet "Hop om bord".

4) "Årsormen", Kridthuset 2015/2016 - det er os med natur, musik, motorik. Årshjul udformet som 'årsorm', der beskriver de forskellige måneders aktiviteter samt enkelte informationer og små uddybninger af planen.

5) "Hvad et barn gør med en voksen i dag – kan barnet selv gøre i morgen!" (Børnehaven Kridthuset; Læreplan, 2012)

6) Velkommen til Løgstør Skole – en folder om skoleparathed. Klar, parat, skolestart…
    a) Beskrivelse af betydning af en god skolestart for børn.
    b) Beskrivelse af at ikke alle børn nødvendigvis er skoleparat på trods af alder, og folderen skal tænkes som en hjælp til vurdering af skoleparathed
    c) Beskrivelse (kort) af, hvad det vil sige at gå i 0. klasse nu i forhold til tidligere
    d) Beskrivelse af skoleparate børns sociale/følelsesmæssige, sproglige og personlige kompetencer og færdigheder.

7) "Mini-Bøgen". Dokument, der beskriver, at Mini-Bøgen er en mulighed for at få kendskab til skolen inden skolestart. Kort info omkring dagligdagens organisering (herunder samarbejdet med 0. klasse) samt de

kompetencer og færdigheder, der arbejdes med i Mini-Bøgen. Bagsiden er en invitation til åbent hus.

8) "Velkommen til børnehaven Sneglehuset". En folder om Sneglehuset til forældre, der beskriver Børnehaven Sneglehusets normer, værdier og hverdag.

9) Aktivitetskalender (2016) for samarbejdet mellem 0. kl og daginstitutioner. Beskrivelse af samarbejdet i overgangsaktiviteter for daginstitutioner og 0. kl, Sneglehuset, Kridthuset, Løgstør Skole.

Dokumentbeskrivelser, Aalestrup

10) I pjecen "Gode overgange mellem Højtoften, Paddehatten, skolen og SFO Kvisten" (December 2012) præsenteres en årsplan med datoer og overskrifter for arrangementer for det interne samarbejde mellem institutionerne. Der er skabeloner for skemaer til brug ved udveksling af oplysninger mellem institutionerne til internt brug.

11) Personalet i Børnehuset har udarbejdet "Invitation til forældremøde for forældre til kommende skolebørn". Invitation til forældremøde, der omhandler information om skoleforberedende aktiviteter. November 2015.

12) På Aalestrup skoles hjemmeside redegøres for organisatoriske og pædagogiske forhold, der vedrører indskolingen og SFO Kvisten. Siden henvender sig til forældre og personale.

13) "Se jeg kan flyve", udarbejdet af Vesthimmerland kommune (hvilket ikke fremgår af teksten). Et arbejdsmateriale og orienteringshæfte til brug ved informationsmøde og lignende til forældre til kommende skolebørn.

14) ÅRSPLAN – skitse, Aalestrup skole/indskolingen, Børnehuset Aalestrup og SFO Kvisten. En oversigt over hvornår forskellige overgangsaktiviteter, der har indflydelse på alle tre afdelingers planlægning. Internt materiale.

15) Skabelon, som udfyldes af børnehavens personale, til brug ved overleveringssamtaler med indskolingen/SFO (oprindeligt indeholdt i "Gode overgange" – arbejdsgruppens kommissorium (2012)) Spørgsmålene fungerer som en hjælp til personalet således man kommer omkring barnets udvikling, med vægt på hvad barnet kan og hvad barnet er på vej til at kunne. Målet er, at indskolingen/SFO kan varetage det enkelte

barns behov. Dokumentet er nyudviklet i perioden efteråret 2015/foråret 2016. Dokumentet er udarbejdet af personalet i Børnehuset og indskolingen Aalestrup skole i fællesskab.

Begrebet "overgange" anvendes stort set ikke i de fleste af de indsamlede dokumenter i Løgstør. Der tales alene om skolestart og skoleparathed.

I Aalestrup anvendes begrebet i ét tilfælde og dokumentet fra Løgstør skole (6) har som overskrift for en didaktisk model "gode overgange".

I selve teksten fra Løgstør skole anvendes begreber som "overlevering", "pædagogisk sammenhæng" i status og mål og "overgange" under tegn på at målet nærmes. At "eleverne er trygge ved overgangen fra børnehave til skole" ses som et delmål, som en række aktiviteter skal føre frem til. Fx fælles ture, besøg, fælles møde. En række tiltag, så som en "tættere dialog mellem frontarbejderne om arbejdet og overlevering" konkretiseres ikke i dokumentet.

Årsplaner/ årshjul i begge områder giver overblik over de aktiviteter, der er planlagt og understøtter institutionernes samarbejde, mens et dokument som den didaktiske model (6) beskriver et grundlag, som samarbejdes kan udfolde sig ud fra.

Læreplaner og fælles kommunal folder om skolestart (12) understøtter ligeledes det professionelle samarbejde og kan være grundlag for inddragelse af forældre, som det sker på fx informationsmøder om indskrivning og skolestart.

Pjecer i områderne, der handler om eller indskriver "gode overgange" (4 og 10), der uddeles til alle forældre, tjener både til at klarlægge og fastholde overgangsaktiviteter og som kommunikation med forældre.

4. OM GODE OVERGANGE – TEORI BAG INDIKATORER I KVALID

TEMA 1. SOCIALE RELATIONER, DER FORBINDER MILJØERNE I DAGTILBUD OG SKOLE

I pædagogiske kredse har man traditionelt fokuseret på temaer som overlevering af viden om enkeltbørns særlige problematikker i forbindelse med skolestart, eller på en mere social tilgang, hvor samarbejdet om overgange handler om, at professionelle og børn fra børnehave og skole og SFO besøger hinandens verdener og skaber fælles aktiviteter, der giver børnene en oplevelse af tryghed og genkendelighed i deres bevægelser på tværs af kontekster (Schwartz & Reynisdottir 2015).

En ofte anvendt metafor for at skabe forbindelse mellem de to verdener udtrykkes i ønsket om "at de voksne omkring barnet formår at bygge en bro, der er båret af gensidig respekt, inddragelse, anerkendelse og positiv kommunikation" (Lead & Hostrup 2014, s. 86). Metaforen bygger på et systemisk perspektiv, der beskriver, at børn er deltagere i forskellige sociale systemer. Disse defineres sammenhængende gennem sociale handlinger (kommunikation), der relateres til hinanden, og som afgrænser sig fra hinanden ved at hvert system, fx dagtilbud, skole, hjem, opererer efter forskellige koder. Det vil sige, der er bestemte måder børnene opfatter sig selv på (som barn, som elev, som søn/datter osv.) og bestemte måder, som systemet henvender sig til børnene på. Relationerne har forskellig karakter i forskellige systemer, så alle børn kommunikerer og handler ud fra flere sider af sig selv, alt efter hvilken sammenhæng, de indgår i. Alle interaktioner og den forskellighed i karakteren af dem, der således kendetegner forskellige systemer, påvirker børnene og børnene påvirker dem (Bronfenbrenner & Morris 2006).

Når vi ønsker, at overgangen mellem dagtilbud og skole skal opleves som både tryg og tilpas udfordrende for børnene, er det centralt, at de pædagogiske og organisatoriske processer og rammer, vi tilbyder børn (de proximale processer), indledes i dagtilbuddet, transformeres i aktiviteter, der finder sted som "overgang" og genoptages i indskolingen. Der skal skabes forbindelser mellem "det indholdsmæssige i børnehave og skole, så børn ikke oplever, at de kompetencer, de har, ikke passer ind i skolen" (Leed & Hostrup 2014).

Forskning om relationer beskriver og begrunder nødvendigheden af tillid og tryghed i forbindelse med nye udfordringer. Tillid til, at det nok skal gå godt og tryghed ved genkendelse og voksne, der tager ansvar for relationen og er sensitive over for børnene.

> *"I praksis vil det at være sensitiv over for barnets initiativ og aktiviteter sige, at vi tager os tid til at dele erfaring, formidle mening og udvide de temaer, barnet bringer op. Når vi på denne måde deltager i barnets aktiviteter, vejleder og hjælper det til at føre dets projekter ud i livet samt beskriver og forklarer det, barnet oplever, så formidler og beriger vi dets erfaring"* (Hundeide, 2004, s. 79).

Hundeide refererer (2004), at flere ældre undersøgelser har påvist, at denne kvalitet ikke er til stede i det omfang, man kunne forvente. I en engelsk undersøgelse vises, at kvaliteten af samspillet i børnehaverne var ringe (Sylva, 1980), og det samme gjorde sig gældende i Skandinavien og i USA (Edwards, 1994; Hundeide, 2004).

Nyere undersøgelser viser, at der i dag generelt er meget højere kvalitet (Sylva et al, 2010; Christoffersen et al, 2014; Ministeriet for børn, undervisning og ligestilling, 2016). Danske pædagoger synes at være meget dygtige til omsorgsarbejdet (Ringsmose, 2015), men potentialet i det gode relationsarbejde udnyttes ikke fuldt ud til at skabe læring for børnene (Ministeriet for børn, undervisning og ligestilling, 2016).

Der er forskel på dagtilbud og skole/SFO. Det er forskellige kontekster, så spørgsmålet er ikke hvordan, der bygges bro mellem dem, men at forstå forskellen, dvs. at der er en grænse mellem dem, som skal forstås af de professionelle og inddrages i overgangsaktiviteter, så de skaber mening for børnene. Ved et besøg på skolen – enten uformelt på skolens legeplads eller formelt gennem deltagelse en formiddag i 0. klasse og møde med de kommende lærere og pædagoger – træder børnene for en stund ind i skolekonteksten og begynder at tillægge det mening. Skolestart er en afslutning – børnene skal forlade dagtilbuddet – og en begyndelse, som børnene både skal forstå og som de tidligt har forventninger til. Dette er ikke en lineær proces, men en cirkulær proces (Ackesjö, 2014).

At fokusere på overgangen ved at bruge brobygningsmetaforen eller måske ligefrem "overgangsbarnet" har tendens til at fremhæve sårbarheden hos barnet og alle de mulige stressfaktorer, der kan være på spil. Omvendt har disse tilgange den fordel, at de fremhæver overgangen som et udviklingspsykologisk spørgsmål. Det fremhæves nemlig, at der er tale om en forandring i identiteten. Der sker noget for, i og med børnene, og der sker noget i den måde, forældre, pædagoger og lærere ser børnene på. At se på børnenes rolle, deres identitet og deres relationer under ét, er karakteristisk for det økologiske syn (helhedssynet) repræsenteret ved Urie Bronfenbrenner (2006). Der er tale om overgange som et dynamisk og vedvarende udviklingsforhold, der eksisterer mellem barnet og dets omgivende miljø (Larsen, 2010).

Forskning har i den forbindelse vist, at børn i overgangen fra børnehave til skole/SFO bruger hinanden til at orientere sig i nye udfordringer, krav og muligheder (Højholt, 2001; Schwartz & Reynisdottir, 2015).

Også selvom ikke alle børn følges med deres kammerater fra dagtilbud til skole. I en dansk sammenhæng kan en skoleklasse modtage børn fra mange forskellige børnehaver (Stanek, 2011). Uanset disse forskelle i skolestart udgør børn hinandens betingelser, fordi de sammen skaber unikke fælles lærings- og deltagelsesmuligheder (Schwartz & Reynisdottir, 2015, s. 201). Et sådant socialt perspektiv, kan ifølge Schwartz og Reynisdottir, inspirere til, "at professionelle både i børnehave og skole understøtter, at børn hjælper og inddrager hinanden i forhold til fælles aktiviteter, udfordringer og skift" (s. 201). Børn, der trives i dagtilbuddet, glæder sig mere til at starte i skole (Børnerådet, 2013).

"Ved at inddrage børnenes perspektiv som forståelsesramme for børnenes adfærd og ved at have øje for børns muligheder for at deltage i børnefællesskabet får de professionelle bedre betingelser for at hjælpe børnene i skolestarten. Det er derfor også vigtigt, at de professionelle omkring barnet i børnehave, i skole og i SFO/på fritidshjem indbyrdes udveksler viden om de erfaringer, børnene har med sig, og om, hvilke betingelser de har for at deltage i børnefællesskabet" (Stanek, 2016, s.5).

Børns sociale verden er også i skolen en vigtig faktor. Børnene søger hver dag i klassen at opretholde eller udvikle nye relationer til andre børn, arbejder med sin egen sociale identitet og med at opnå en følelse af tilhør. Og "børn, som viser socialt kompetent adfærd, udmærker sig også akademisk" (Wentzel, 1996, s.1).

Set fra kvalitetsforskningen er dette perspektiv et, som har fokus på hverdagslivets processer og hvad der er bedst for børns læring og læreprocesser (Sheridan et al, 2009) så de kan udvikle kompetencer, der betyder, at de oplever overgangen mellem børnehave og skole og SFO som meningsfuld og god. Dette øger sandsynligheden for, at børnene oplever, de er inkluderede i fællesskaberne i skolen fra starten (Næsby & Qvortrup, 2014).

Det kræver stor opmærksomhed på kvaliteten af interaktionerne og høj bevidsthed om interaktionsformernes betydning for relationen mellem pædagoger, lærere og børn, men også og ikke mindst mellem børnene indbyrdes i deres fællesskaber.

Flere studier og reviews om inklusion peger på, at børnefællesskaber, relationer mellem børn i form af mentoring eller venneordning har inkluderende effekter på børn med særlige behov og forudsætninger, samt at disse rummer positive effekter for samtlige børns læringsudbytte (Mitchell, 2014; Dyssegaard et al, 2013, Engsig, Næsby & Qvortrup, 2015).

Mitchell (2014) fremdrager resultater, der peger på at venneordning (børn i indskolingen – eller i dagtilbuddet – får en ven " en buddy" fra de ældre klasser/SFO'en, der har til opgave at tage sig særligt af det "nye barn i skolen") rummer stærke effekter på inkluderende processer.

Og parallelt med uddannelsesforskningen, fx Hattie (2009), peger også Mitchells review på vigtigheden af, at der er høje forventninger til samtlige børn (elever), at kulturen bæres af et værdigrundlag, der indebærer, at alle elever bliver lige værdsatte, at alle skolens medarbejdere prøver at fjerne alle barrierer for læring og deltagelse, at alle på skolen arbejder på at begrænse ekskluderende praksis og at alle skolens medarbejdere og elever behandler hinanden med respekt (Engsig, Næsby & Qvortrup, 2015, s. 30).

Skolens opgave med at inkludere alle børn og stille lige betingelser til rådighed for deres trivsel, læring og udvikling danner klare præmisser for samarbejdet om at etablere såvel gode overgange som en god skolestart for alle børn. Vi kan på denne baggrund udpege en række centrale aspekter:

- Samtlige nye elever får hjælp til at finde sig til rette på skolen

- Skolen og dens professionelle sammensætter klasser og grupper, så alle kan føle sig værdsatte

- Alle former for støtte er en integreret del af undervisningen

- Støtteforanstaltninger må tage udgangspunkt i et tæt samarbejde mellem almen- og speciallærer/pædagog

- Elever bliver ikke ekskluderet på grund af adfærd

Deltagelse i social praksis er den bedste form for stimulering og trivsel som baggrund for læring og udvikling (Hundeide, 2004; Nielsen, 2013). Børn er sociale væsner fra fødslen, og allerede i 6-9 måneders alderen forstår de sig selv som sociale væsner. Deres muligheder for læring og udvikling afhænger af kvaliteten af og kommunikationen i de samspil, de indgår i. Allerede tidligt i børns liv skabes et tilknytningsmønster i "måder at være sammen med andre på" (Stern, 2000). Det grundlægger børnenes fornemmelse af sig selv og forholdet til andre.

Også tilknytningsteorien (fx Bowlby, 1994) beskriver, hvordan nærhed, beskyttelse, omsorg og trøst fremmer trygge børn. Den sikre base er grundlaget for børns udforskning af verden, ja hele det fysiske og psykiske helbred, læring og adfærd har fælles tidlige "rødder". De tidlige erfaringer bygger børnenes hjerner som grundlag for videre læring og udvikling (Drugli, 2015; Shonkoff & Barnes, 2011; Trevarthen, 2011).

Det er de voksne, der omgiver barnet, som i samspillet med og om barnet, skaber fortællingen om det enkelte barn og dermed det grundlag og de holdninger, barnet mødes med. Et miljø med for passive voksne tilbyder for lidt udviklingsstøtte, stimuli og læring – det giver ikke børnene det, de har ret til og brug for (Suleymanov, 2015). Et miljø med for meget voksenstyring giver for høj stressrespons hos små børn (Loman & Gunnar, 2010; Hansen, 2013).

I en artikel publiceret i Boston Change Process Study Group (2008) fortæller Daniel Stern om, hvad der virker, når man arbejder med mennesker. Han fortæller, at undersøgelser har vist, at det er ikke så vigtigt, hvilken metode man bruger, og at det vigtigste er de ikke-specifikke faktorer indbygget i relationen. Han fortæller, at

Benedetto Saraceno (WHO) har præsenteret en undersøgelse om forældre-børn psykoterapi og har vist, at uanset hvor man bor eller uanset hvilken kultur, man stammer fra, er der 5 ting, alle de gode programmer har til fælles: 1 man skal lytte, 2 man skal bruge tid, 3 man skal støtte, 4 man skal være åben og velkommende, 5 man skal give anerkendelse for, hvad personen synes er vigtigt (Stern, 2008, s. 185).

Rutiner
Et ofte overset element i hverdagspraksis er de rutiner som store dele af dagligdagen består af. Desto mindre børnene er (vuggestue og dagpleje), desto flere rutiner er der i reglen, i hvert fald udmålt i den tid, der anvendes til dem dagen igennem. Det er fx måltidet, af- og påklædning, og for de mindste også pusletid og sovetid.

Tillægges disse rutiner ikke bevidst pædagogisk betydning sker der det, at børnene får mindre sensitivt samvær og færre stimuli. En undersøgelse viser, at efter det pædagogiske personales opfattelse, har voksen-barn interaktionerne i rutinesituationer dårligere kvalitet end leg og anden aktivitet (Smidt, 2012). Dermed overses en vigtig ressource, når de voksne en stor del af tiden ikke er optagede af børns kompetenceudvikling. Tilmed risikerer vigtige bidrag og udspil til samspil fra børnene at blive overset.

Meningsfulde rutinesituationer er *også* vigtige for samspil, trivsel og læring. Positive relationer og dermed høj kvalitet i samspillet mellem voksne og børn, der giver børnene positivt ladede erfaringer, fremmer den emotionelle udvikling (Drugli, 2015; Hundeide 2014), sprog og kommunikation (Hansen, 2013), trivsel og læring (Drugli, 2015) – og har fortsat positiv effekt i 15 års alderen (Vandel et al, 2010), 16 års alderen (Sylva et al, 2010), 27 års alderen (Schweinhart, et al, 1993) og resten af voksenlivet (Christoffersen, Højen-Sørensen & Laugesen, 2014).

Kendetegn for kvalitet i arbejdet med overgangsaktiviteter er på denne baggrund, at:

- Der er systematiske overleveringer af viden fra dagtilbud til skole. Det er fx synligt gennem dokumenter, kalenderaktivitet, der omfatter samarbejdsmøder på tværs af institutioner eller med forældre.
- Børnene fra dagtilbuddet kommer systematisk på skolen og skolebørn kommer jævnligt på besøg i deres gamle børnehave, der er jævnligt fælles

aktiviteter for dagtilbud, skole og SFO og børnene har på forskellig måde fællesskaber med større børn i skolen og SFO'en

- Der samarbejdes i et team om skoleforberedende aktiviteter i et sammenhængende forløb. De aktiviteter, der foregår i dagtilbud, bygger op til og fortsættes i skole og SFO.- om end, og det er vigtigt, der er også forskel på, hvad man skal lære, hvordan man skal gøre osv. Der er klare mål for overgangsaktiviteterne og der er udviklet en praksis for, hvordan der er gennemsigtighed, så børnene kan se formålet med overgangsaktiviteterne

- Der foretages løbende systematiske observationer, refleksioner, fx skriftlige evalueringer af aktiviteten/legen/ undervisningen, som benyttes til at videreudvikle denne på en måde, der understøtter børns engagement, deltagelse og indflydelse

- Udover faste procedurer for refleksion og evaluering involveres børnene i at udvikle aktiviteterne således børnene jævnligt er medbestemmende i valg af aktiviteter

- Børnene støttes i og opfordres til at hjælpe og inddrage hinanden i forhold til fælles aktiviteter, udfordringer og skift

- Der er både i dagtilbud, SFO og 0.klasse tegn på systematisk dokumentation af overgangsaktiviteter

TEMA 2. SAMARBEJDE MED FORÆLDRE I OVERGANGEN MELLEM DAGTILBUD OG SKOLE

Barndommen er en selvstændig, grundlæggende og betydningsfuld periode i barnets liv. Moderne barndom udfolder sig en stor del af tiden i dagtilbud, der er en barndomskontekst i sin egen ret, men som også er en grundlæggende del af en sammenhængende livsarena for trivsel, læring og udvikling i hjemmet og i skolen. I barndommen udvikles forudsætningerne for resten af livet (Sylva et al, 2004). Kvaliteten af læringen og af læreprocesserne afhænger af alle de betingelser, der på tværs af niveauer understøtter eller hæmmer de proximale processer. Gode relationer på tværs af systemer kommer børnene til gode fx gennem etableringen af en relation til børnenes forældre, hvor det pædagogiske personale bliver i stand til at påvirke forældrenes oplevelse af deres eget barn og deres rolle som omsorgspersoner (Hundeide, 2004).

Læringskvaliteten afhænger ikke kun af, hvad der sker i klassen eller børnegruppen, men af de påvirkninger og det samspil, der er, med omgivelserne – i skolen, i dagtilbuddet, i familien, i SFO'en, i nærområdet, osv. (Bronfenbrenner & Morris, 2006). Dagtilbud og skole og SFO spiller på samme måde en central rolle, ikke blot med hensyn til læring og udvikling, men i det almene forebyggende arbejde over for både børnene og deres familier. Og ikke kun på mikro- og mesoniveauet men også på eksoniveauet, hvor fællesskaber blandt forældre, der har børn i samme lokalmiljø, eller fællesskaber i hjemmemiljøet, kan have indflydelse på børns opvækst og trivsel. Børn, der kommer på besøg hos hinanden, oplever anderledes forældrepraksis, der som bekendt kan afvige meget fra deres egne forældres.

Forældresamarbejde er i dette perspektiv en vigtig opgave for dagtilbud og skole, der skal bruges ressourcer på, men også en opgave, der fører ressourcer tilbage til børnene. En god kontakt mellem forældre og personale er vigtig for barnet. Jo bedre kontakt, jo mere oplever barnet kontinuitet, positive følelser og tryghed (Nielsen & Christoffersen, 2009).

Det rejser dog også et dilemma:

> *"På den ene side er forældrene ressourcepersoner, som kender barnet godt og spiller en vigtig rolle i at understøtte barnets trivsel, udvikling og læring. Personalet skal understøtte og udvikle relationen til forældre som ressourcepersoner. På den anden side skal personalet også vejlede forældrene, særligt familier i socialt udsatte positioner, i forhold til barnets læring og inklusion. Personalet har derved både en understøttende og en vejledende rolle, som skal balanceres"* (Ministeriet for Børn og Undervisning for Task Force for Fremtidens Dagtilbud 2012, s. 20).

Videre hedder det i Task Forcens anbefalinger, at det, der skal være til stede, bl.a. er en klar arbejdsfordeling, der indeholder en forventningsafstemning, så personalet ikke – jævnfør ovenfor – overlader ansvaret for børnene til forældrene. "Personalet skal tage udgangspunkt i familiens behov og kunnen. Personalet skal kunne vejlede forældrene i forhold til at understøtte barnets udvikling og læring, uden at det faglige ansvar for at sikre børnenes læring og trivsel under dagtilbudsopholdet flyttes til forældrene" (Ministeriet for Børn og Undervisning for Task Force for Fremtidens Dagtilbud, 2012, s. 20).

På ekso- og makro-niveau spiller lovgivningen på området også en rolle. Fra politisk hold øves gennem lovgivning mv. pres på området, i forhold til hvilken indflydelse forældre, fx gennem bestyrelser, må og skal have og i forhold til, hvilken vej – i hvilken retning - man ønsker samarbejdet skal udvikle sig. Også i skolen har forældre-hjem-samarbejdet traditionelt stor betydning. Der ses, foreslår Nielsen, Larsen og Quvang (2013), et *generelt niveau*, som repræsenterer samarbejdet med forældre som gruppe, en klasse, en børnehave, i et lokalsamfund; et *organisatorisk niveau*, som repræsenterer samarbejdet med forældrebestyrelser i forskellige sammenhænge, f.eks. skolebestyrelser, børnehaver, forældreforeninger og et *konkret niveau* i forhold til det enkelte barn. Her er det de enkelte forældre til det enkelte barn, der samarbejdes med (Nielsen, Larsen & Quvang, 2013).

Inddragelse af forældrene
Der har de senere år været stigende interesse for forskning i, hvordan hjemmemiljøet påvirker børns udbytte af dagtilbud og skole og for, hvordan de professionelle kan understøtte børns trivsel, læring og udvikling i hjemmet og hvordan samarbejde med forældrene kan bidrage til et øget udbytte i institutionerne (Sylva et al, 2004).

Gode relationer mellem børn og forældre i hjemmet – og dermed et trygt og stimulerende hjemmemiljø - øger muligheden for at få et højt udbytte af tiden i dagtilbud og skole. De positive effekter heraf, kan som nævnt spores op til 6. klasse (Siraj-Blatchford, 2009) ja, helt op til at børnene når 16 års alderen og forlader skolen (Sylva, 2016).

Styrken i de proximale processer i miljøet er afgørende for, at alle børn udnytter deres potentialer. Forskning i adoptionsfamilier – hvor det er muligt at skelne skarpt mellem genetiske dispositioner (arv) og miljøets påvirkninger – viser fx, at et stimulerende miljø i adoptionsfamilien altid har større betydning for barnets udvikling end det miljø, det adopteres fra som spæd. Forskning i effekter af indsatser for småbørnsforældre (kurser, træningsprogrammer mv.) med anvendelse af ICDP har vist, at der opnås bedre forældreevne, bl.a. gennem oplevelser af at kunne mestre forældreskabet og med mindre stress hos deltagerne (Skar, von Tetzchner, Clucas & Sherr, 2015). I en undersøgelse af langtidseffekter af et ICDP program for forældre i Norge vises dog, at for at bevare og videreudvikle de positive effekter, der opnås i starten og inden for det første år, skal deltagerne understøttes gennem opfølgning og fortsat træning. Forældrene kan ikke bare deltage i et kursus og så overlades til sig selv efterfølgende. Det kræver opfølgning og vedvarende samarbejde mellem dagtilbud/skole/SFO og forældre.

Der er en stærk sammenhæng mellem forældretræning og indsatser, hvor professionelle dels arbejder med samme interventioner og metoder dels i høj grad understøtter forældreevnen. Kompetenceudvikling for professionelle, der suppleres med kurser for forældre, har dokumenterede positive og langtidsholdbare effekter for børnene, bl.a. bedre skolegang, lavere kriminalitetsrate og mindre behov for sociale ydelser (Reynolds, Temple, Robertson & Mann, 2001; Skar et al, 2015; Brodie, 2014).

I et review om inkluderende forældresamarbejde påpeges en række udfordringer for de professionelle (lærere og pædagoger) af generel karakter (Nielsen, Larsen & Quvang, 2013).

> "Den enkelte professionelle, og lærerne i særdeleshed, står meget alene i forhold til forældresamarbejdet. Der mangler en fælles overordnet strategi i forhold til samarbejdet. Samarbejdet bliver således den enkelte lærers ansvar. Det ser også ud til, at der er uklarhed om, hvad man vil med forældresamarbejdet, og hvad det skal bestå i" (s.5).

Lærerne stiller krav om engagement, uden at det bliver ekspliciteret, hvad de mener med det. Forældrene italesættes til en vis grad som nogen, der er mest interesseret i eget barn. Forældregruppen er selvfølgelig forskellig, og der er modsatrettede forventninger i forældregruppen.

Forældrene på deres side efterspørger synlighed i forhold til skolens og dagtilbuddets arbejde. Forældrene savner reel indflydelse og efterlyser, at faglige funderinger mht. mål, indhold, arbejdsmåder og vurderingspraksis gøres eksplicitte og synlige. Forældrene ved således ikke, hvad der forventes af dem

Der ses en sammenhæng mellem synlig differentieret undervisningsstrategi, børnenes trivsel og forældresamarbejde. Altså at forældrene orienteres og medinddrages i undervisningsstrategien, så de ved, hvordan de kan understøtte skolens strategier. Det ser ud til at en tidlig kvalificeret indsats med klare udmeldinger og medinddragelse af forældregruppen – og en klar strategi fra hele institutionens/ lokalmiljøets/ kommunens side - virker fremmende på inklusion (Nielsen, Larsen & Quvang 2013, s. 6) og dermed for medvirken.

Et fokus på medvirken betyder i kvalitetsperspektiv, at der rettes fokus på, at børns, det pædagogiske personales og forældres subjektive oplevelser og erfaringer anerkendes og inddrages i processerne (Næsby, 2014).

Børn, der vokser op i en aktiv familiekultur, hvor der er mange og gentagne interaktioner af god kvalitet mellem børn og voksne, opnår bedre læsefærdigheder og større muligheder for at færdiggøre en ungdomsuddannelse. Forældrenes adfærd har stor betydning for børnenes udvikling, både fysisk, kognitivt og socialt. Det er også forældrene, der er afgørende for, hvordan barnet siden hen danner relationer til andre mennesker og indgår i sociale fællesskaber. I et mere politisk perspektiv signaleres, at "forældrene skal forstå, at de er de vigtigste i børnenes liv"(KL, 2012 s. 5).

International forskning (Sylva et al, 2008) peger på, at de dagtilbud, der hjælper forældrene med materialer (fx en kuffert med læsestof, vendespil mv.), de kan bruge sammen med børnene, forbedrer børnenes muligheder for at trives, lære og udvikle sig. Anden forskning viser, hvordan det sprog, børnene udvikler i familien, stadig i dagtilbuds- og skolealderen primært er knyttet til forældrenes sprog og sprogbrug. Ifølge denne forskning ses, at 86-98 % af børns ordforråd stammer fra forældrene (Hart & Risley, 2003). Børn i familier, hvor forældrene er veluddannede, har som 3- årige hørt 30 millioner flere ord end børn, der vokser op i en familie hvor forældrene er på overførselsindkomst eller er uuddannede (Hart & Risley, 2003). Forældrene har i førstnævnte familier brugt dobbelt så meget tid sammen med børnene. Endvidere viser udbyttet for et 10 årigt barn tilbage til den sprogstimulering, det har været omgivet af i 3 års alderen.

Ifølge en undersøgelse af samarbejdet mellem dagtilbud og forældre (EVA, 2016) oplever forældrene en relativ høj tilfredshed med samarbejdet, men der er potentiale i, at forældre får mere vejledning i, hvordan de styrker deres barns udvikling og forberedelse til skolestart (EVA, 2016, s. 10). Forældrene ønsker selv mere vejledning om læring, sproglig og motorisk udvikling og skolestart, end de får, og især kortuddannede forældre efterspørger dette (EVA, 2016).

Kendetegn på kvalitet i samarbejdet med forældre og forældreinddragelse er, at

- Pædagogen/læreren overvejer samarbejdet med forældre i konkrete situationer og inddrager forældrenes perspektiv
- Der er systematisk kontakt til alle forældre og kontakten er positiv, proaktiv og kendetegnet ved høj grad af dialog
- Uanset forældrenes og barnets situation, er der en grundlæggende respekt for forældrenes kultur, Forældrene kan deltage på egne præmisser i de pædagogiske og sociale aktiviteter i forbindelse med overgange mellem dagtilbud og skole og alle forældre er informeret om mulighederne
- Forældre og personale diskuterer udvalgte pædagogiske og sociale aktiviteter i fællesskab og forventningerne til forældrenes engagement er tydeligt
- Forældrene får forklaringer om hvilke aktiviteter, der foregår. Hvad målet er med dem og hvordan forældrene kan støtte op om lærings- og kvalitetsmålene derhjemme, fx ved at fortsætte aktiviteterne i hjemmemiljøet eventuelt gennem undervisning i teknikker og øvelse af kommunikative situationer, som inddrager barnet og stimulerer barnets muligheder for læring.

TEMA 3. DESIGN AF LÆRINGSMILJØ – I ET KØNSPERSPEKTIV

I en undersøgelse foretaget af Børnerådet (2013) vises, at en del børn er bekymrede for at starte i skole bl.a. i forhold til fremmede voksne, frygt for skæld-ud, lektier og for at blive drillet. I denne undersøgelse ses også, at der er flere drenge end piger, der udviser disse bekymringer i forbindelse med skolestart.

Som vi så oven for, er der bestemte måder, børnene opfatter sig selv på (som barn, som elev, som søn/datter osv.) og bestemte måder, som systemet henvender sig til børnene på. Relationerne har forskellig karakter i forskellige systemer, så alle børn kommunikerer og handler ud fra flere sider af sig selv, alt efter hvilken sammenhæng, de indgår i.

Alle interaktioner og den forskellighed i karakteren af dem, der således kendetegner forskellige systemer, påvirker børnene og børnene påvirker dem (Bronfenbrenner & Morris, 2006). Der er således god grund til at antage, at når børn generelt påvirkes af det miljø – dagtilbud, SFO og skole, og det læringsrum, der skabes (abstrakt eller konkret) omkring dem – påvirkes også drenge og piger i et kønsperspektiv af den måde pædagogen og læreren opfatter og møder hhv. drenge og piger på.

Modsat traditionel forskning, der har skelnet mellem en biologisk og en social forståelse af køn, er aktuel kønsforskning mere optaget af sammenhængene og samspillet mellem biologi, psykologi og socialisering (Aasen et al, 2015, s. 77). Der er meget lidt forskning, der antyder, at der er genetiske kønsforskelle i kognitive evner. Der er heller ingen forskning, der viser, at kønsspecifik undervisningsdifferentiering skaber bedre muligheder for fx drengene. Men køn, eller det at anlægge et kønsperspektiv, viser hen til et fænomen, som indvirker på andre forhold (Faber & Valente, 2014).

Ifølge Paludan påvirker pædagogers kønsspecifikke syn på børn, hvorvidt de i interaktionerne med børn ser og hører nogle børn frem for andre. Nogle børn (drengene) mødes med vilje til at vejlede og belære, andre børn (piger) med en anerkendende attitude (Paludan, 2006, s. 77).

Drenge og pigers køn konstitueres i interaktion mellem børn og voksne og deres omgivelser i øvrigt. Der er meget forskning, der viser, at det genetiske (medfødte evner og biologiske forudsætninger) i høj grad videreudvikles på baggrund af erfaringer fra miljø og omgivelser (Bronfenbrenner & Morris, 2006; Aasen et al, 2015).

Børnenes holdninger og væremåde spiller sammen med miljøet og deres adfærd udfolder sig i relationen, bl.a. på baggrund af hvilke faglige og sociale relationer børnene har til pædagoger, lærere og andre børn.

Der er mange måder at være dreng og pige på, og forskellige måder at være det på, og børn skal ikke tillægges bestemte egenskaber eller værdier, fordi de har forskelligt køn (Faber & Valente, 2014). Men når vi taler om køn i pædagogisk praksis, handler det meget om, hvordan pædagoger og lærere møder børn. Pædagoger og læreres opfattelser af børnenes viden, færdigheder og adfærd er med til at forme piger og drenges præstationer og adfærd (Aasen et al, 2015)).

I et omfattende studie (Robinson & Lubienski, 2011) vises, at der er større kønsforskelle i lærernes subjektive vurderinger af piger og drenge præstationer i skolen end i de eksternt vurderede testresultater. Pigerne rangeres højere af lærerne end det testresultaterne tilsiger og pigerne udviser i højere grad end drengene en adfærd, som lærerne anerkender (Aasen et al, 2015, s. 79).

Det medfører at pigerne drager fordel af at udvise sociale kompetencer, som lærerne anerkender, allerede fra skolestart, hvorimod drengene opfattes som mere urolige og uopmærksomme af lærerne. En fordel som bl.a. følger med gennem hele grundskolen og videre ind i de videregående uddannelser (Aasen et al, 2015, s. 79).

Det er altså ikke generelt sådan, at drenge ikke har de nødvendige forudsætninger for og færdigheder til at opnå gode resultater i en skolefaglig sammenhæng, de viser det bare ikke, fordi miljøet måske ikke anerkender netop deres måde at vise det på. Pædagoger og lærere understøtter og fastholder en rollefordeling, der fx tillader drenge at være højrøstede men undertrykker samme adfærd hos pigerne, fordi de ellers ikke passer ind i denne normativt konservative opfattelse af kønsroller (Faber og Valente, 2014, s. 196).

Børnene påvirker også hinanden indbyrdes og i samspil med skolekulturen. I nogle miljøer anses skolearbejde og lektier mv. som feminint, hvilket kan true drenges opfattelser af deres egen maskulinitet, en opfattelse som også kan omfatte en opfattelse af, at skolearbejde ikke skal være for anstrengende. Derfor er det vigtigt, som anden skoleforskning viser, at der udvikles en læringsorienteret elevkultur, hvor det bliver attraktivt at udføre skolearbejde (Hattie, 2009). Forskning viser, at de skoler som har høj kvalitet i såvel ledelse som undervisning har mindre kønsforskelle end skoler med lav kvalitet (Nordahl et al, 2011).

De primære forklaringer på de små kønsforskelle, vi finder i skoler med høj kvalitet, knytter sig til, at det er skoler med en generelt god almenpædagogik. Der er en række fællestræk ved den pædagogiske praksis som giver gode resultater for både drenge og piger.

Drenges væremåde i undervisningen forstås og anerkendes i sin egen ret, frem for at man prøver på at få drenge til at tilpasse sig pigers væremåde. De nævnte fællestræk ved god pædagogisk praksis, som kommer både drenge og piger til gode, er ifølge Nordahl et al. (2011) og Aasen et al.(2015):

- Lærerne og pædagogerne tager ansvar for organisering, indhold og proces og fremstår som tydelige voksne

- Det er en støttende og positiv relation mellem børn og voksne, hvor børnene oplever at blive anerkendt

- Der er god struktur på undervisningen

Dette er i samsvar med international pædagogisk forskning, som viser at disse faktorer har en stor effekt på elevenes læringsudbytte (Hattie, 2009, s. 238; Laursen, 2015, s. 35 (her vurderet og redigeret med fokus på overgange mellem dagtilbud og skole)).

- Læreren og pædagogen skal være aktivt styrende, ledende og engageret i undervisning og læring
- Læreren og pædagogen skal være opmærksomme på det enkelte barns læring, viden og kunnen og give feedback i forhold til børnenes forudsætninger og foreløbige læringsresultater
- Læreren og pædagogen skal være afklarede med hensyn til mål og hele tiden vide, hvad det næste trin er på vejen til målet
- Læreren og pædagogen skal skabe en tryg og læringsorienteret atmosfære

De træk, der fremhæves internationalt (ovenfor), genfindes i national forskning (bl.a. Winther & Nielsen, 2013):

- Børnene lærer mere sammen med lærere og pædagoger, der formulerer klare faglige mål og har høje forventninger til børnene
- Et godt socialt miljø (i klassen/ børnegruppen) virker læringsfremmede
- Samarbejde mellem lærere og pædagoger i teams fører til bedre resultater for børnene

Børn kan ikke af sig selv, eller overladt til sig selv, forventes at kunne forstå og håndtere alt det, der sker for dem og med dem, når skolestarten nærmer sig. Når børn overlades til sig selv (ansvar for egen læring), virker de proximale processer uhensigtsmæssigt og der udvikles måske ligefrem hæmmende frem for fremmende viden, og det kan fremkalde en tilstand af uproduktiv mental anstrengelse (Hattie & Yates, 2014). Det kræver vejledning og aktivering i et trygt og stimulerende miljø.

Kendetegn for kvalitet i overgangsaktiviteter der har fokus på kønsperspektivet er, at:

- Aktiviteterne er kollektive, varierede og samarbejdsorienterede - de tilpasses både drenge og pigers interesser og alles interesser og værdier anerkendes
- Aktiviteter om børns overgange udvikles og gennemføres fælles og systematisk og på en måde, så de retter sig mod hele børnegruppen. Organiseret fx så klasser og grupper sammensættes med stor opmærksomhed på mangfoldigheden i elev/ børnegruppen og tager udgangspunkt i tilpassede elevplaner og tilpasset vurdering (feedback)
- Alle børns væremåde forstås og anerkendes og der udtrykkes tydelige forventninger til mangfoldigheden af væremåder i respekt for fællesskabet.

TEMA 4. BØRNENES PERSPEKTIV I OVERGANGEN

At arbejde fagligt med børns egne perspektiver på eget liv er et forholdsvis nyt fænomen (Warming, 2011, Hostrup, 2014, s. 109). Traditionelt har dét, at sætte sig i børnenes sted, været en øvelse i at huske tilbage på egen barndom. Udfordringen med denne tilgang er, at man som voksen husker gennem sin livserfaring. Såfremt man anlægger et børneperspektiv, vil der derfor fremkomme udsagn, som er et billede af voksnes perspektiv på egen barndom – et børneperspektiv - frem for børns eget perspektiv (Sommer, 2011). Med børns eget perspektiv lægges der derimod vægt på børns eget perspektiv, fortalt og formidlet af børnene selv (Ibid.).

Det er vigtigt at skelne mellem disse to forståelser. Men for at give et helt billede af børns barndom, er det betydningsfuldt at inddrage både børneperspektivet – altså voksnes perspektiv på børn og barndom OG børns eget perspektiv på eget liv og hverdag.

Det er børns eget perspektiv på overgangen mellem dagtilbud og skole, der er betydningsfuldt. Børns eget perspektiv kan derfor i denne sammenhæng defineres som børns egne subjektive udsagn (Sommer, 2011) omkring hvad, de oplever, hvordan de oplever og hvad børn selv mener, der er betydningsfuldt i deres oplevelser. Børns eget perspektiv skal ses som et (nødvendigt) supplement til voksnes faglige indsigt og viden (Warming, 2011).

Børn kan opleve, at der forekommer både kulturelle ligheder og forskelligheder mellem dagtilbuddet, SFO'en og skolens organisering, pædagogik og læringsfokus. For at søge efter hvorledes børnene oplever, hvorvidt der er sammenhæng, er det betydningsfuldt at undersøge deres oplevelse af i hvor høj grad, de oplever sig inddraget og involveret i overgangen og i hvor høj grad, de oplever at have reel medbestemmelse i, hvad de finder relevant og betydningsfuldt for at deres oplevelse af overgangen er positiv og spændende. Sammenhæng og mening kan godt bestå "i børnened hoveder" selv om der er og skal være forskel på dagtilbud, fritidstilbud og skole.

Skoleforberedende aktiviteter
Selvom der både i børnehave, i skole og i SFO arbejdes med børns læring på forskellige måder, fx gennem leg og fysisk udfoldelse, forbindes skoleforberedende aktiviteter ofte med en bestemt forståelse af læring, forklarer Ditte Winther-Lindqvist (2016) i en artikel om fælles skolestart (EVA, 2016). I en undersøgelse har Winther-Lindqvist oplevet, "at der mange steder er fokus på, at børnene lære at sidde stille, at række hånden op, før man siger noget" ... (børnene forventer, det handler om) at løse opgaver i opgavehæfter ... og, "mange børn tror, de skal hen i skolen til en eller anden autoritær "hr. lærer".

I dagtilbuddet ses disse forestillinger afspejlet i børnenes leg. "Man kan se, at deres lege afspejler nogle meget konservative skoleforestillinger. Mange af dem leger noget med "en sur lærer", der skælder ud og giver lektier og eftersidning"(Winther-Lindqvist, 2016, s. 7).

Når ønsket om at få belyst børns egne perspektiver trænger sig på, er det ligeledes med en reference til Dagtilbudsloven § 8, stk. 5, hvor der tydeliggøres at:

... Børnemiljøet skal vurderes i et børneperspektiv, og børns oplevelser af børnemiljøet skal inddrages under hensyntagen til børnenes alder og modenhed (Ministeriet for Børn, Ligestilling, Integration og Sociale Forhold, 2015).

samt i Bekendtgørelsen om formål, kompetencemål og færdigheds- og vidensmål i børnehaveklassen:

> ... *Undervisningen i børnehaveklassen skal skabe sammenhæng både mellem børnenes overgang fra hjem og dagtilbud til skolen og mellem børnehaveklasse, de efterfølgende klassetrin og skolefritidsordning/dagtilbud (Undervisningsministeriet, 2014).*

Når man taler om, hvordan børns perspektiver inddrages, kan det forklares ud fra et fænomenologisk og hermeneutisk perspektiv. Børns udsagn betragtes her som betydningsfulde, som første-persons udsagn (Zahavi, 2007). At udsagnene netop ses som børns egne og derfor subjektive, er et ønske om at forstå, hvad der er på spil for det enkelte. Når udsagn behandles og analyseres vil det være ud fra en tolkning af, at hvad der fremhæves som væsentligt for få, når fokus er på overgangen mellem dagtilbud og skole, kan være væsentligt for flere, der står foran at skulle gennemleve samme overgang (Zahavi, 2007). Med afsæt i hermeneutikken, spiller det en væsentlig rolle, da det netop er gennem gentagende læsning, analyse og dermed ny forståelse, at børns første-håndsperspektiver søges forstået (Kvale & Brinkmann, 2008, s. 233).

Børns egne perspektiver kan altså søges ad forskellig vej og det vil sige, at der altid vil være en transformation, når man som fagperson behandler børns udsagn, tegninger, ageren og fokus eller mangel på fokus.

Når børns perspektiver inddrages er det altså ud fra en forståelse af, at børn ses som aktører i eget liv og at deres oplevelser er betydningsfulde, når overgangen mellem dagtilbuddet og skolen tilrettelægges (Hostrup, 2014, s. 115). Således kan det betyde, at der i det aktuelle tilfælde, hvor der søges viden om børns perspektiver på overgangen mellem dagtilbud og skole og SFO vil vise sig, at børns perspektiver kan gøre personalet opmærksom på områder, der ikke tidligere har været i fokus.

Når pædagogisk personale arbejder med børns perspektiv, er det derfor nødvendigt, at der i den samlede personalegruppe opstilles en række kriterier for, hvad god kvalitet er og hvordan børnenes udsagn behandles, herunder hvordan det pædagogiske personale arbejder med og forholder sig til de eksisterende forforståelser.

Der skal fx tages stilling til, hvilken vægt det enkelte barns udsagn skal have i forhold til en større børnegruppes udsagn samt hvilken faglig og accepteret viden, der ligger til grund for hver enkelt analytisk greb (Møller, 2014). Der er under alle omstændigheder "brug for at tale om, hvad det er for et billede, børnene har af det at gå i skole, ligesom der er brug for at reflektere over og tale sammen om, hvad børnene skal lære og på hvilken måde" (Winther-Lindqvist, 2016, s.7).

Børneperspektiv – børns perspektiv
Urie Bronfenbrenner (1979/2006) var en af de første til at formulere og præcisere, hvad der menes med børns perspektiver. Det handler om, at voksne prøver at sætte sig ind i børns specifikke erfaringer og forståelser af deres eget liv.

Børn og voksne deler ikke reelt disse forståelser, vi har ikke adgang til hinandens tanker, men der er en form for delt forståelse af barnets perspektiv – der er en intersubjektiv forståelse og fælles opmærksomhed. At se børnenes perspektiv er dog som nævnt ikke det samme som at anlægge et børneperspektiv. Sommer, Samuelsson og Hundeide (2013, s. 461) definerer to tilgange eller forståelser af "børneperspektiv/ børns perspektiv":

(1)   Et børneperspektiv betyder, at den voksnes opmærksomhed er rettet mod at forstå børns opfattelser, erfaringer, ytringer og handlinger. Det er dog ikke barnets erfaring, der repræsenteres, men den voksnes forståelse af og vurdering af barnets erfaring, læring, hverdagsliv osv.

(2)   Børns perspektiver repræsenterer barnets egen erfaring med og forståelse af deres eget liv. De voksne prøver at forstå barnet som subjekt og hvilke forståelser barnet selv har, sådan som de nu engang kommunikeres.

Essensen af hvad det vil sige at indtage et "barns perspektiv" er, at se barnet som en person, et subjekt. At se "den anden" som person – ikke som objekt - åbner for at man kan have empati med barnet, dele opmærksomhed og se en sag fra barnets side, sætte sig i barnets sted og forstå "hvad det vil sige at være dig" (Hundeide, 2004).

I dialogen med et barn læser den professionelle ansigtsudtryk, mimik og gestik, og bliver i stand til at etablere intersubjektivitet og at give følelsesmæssig støtte og kommunikativ feedback i forståelse for, hvad barnet giver udtryk for. Barnets ytringer ses som meningsfulde og som udtryk for barnets forsøg på at forstå og kommunikere med sin omverden for derigennem at forstå sig selv (Sommer et al, 2013). Læreren og pædagogen skal, for at forstå et barns perspektiv, kunne se bagom en umiddelbar adfærd og aflæse barnets intentioner. Det skaber tillid og tilknytning hos barnet og det er ifølge Sommer et al en forudsætning for udvikling:

> "Being present with a child in this way develops a secure relationship of reciprocal attachment that is essential for the child's future mental health and ability to cope with and explore the world". "The key to a child-oriented perspective is to deal with the child's utterances and actions as if they have a meaning and rationality that adults need to decode and interpret in order to approach the child's perspective" (Sommer et al, 2013, s. 463 f).

Det handler om for pædagogen og læreren at forstå børn i deres egen ret, som subjekter, i stedet for at gøre børn til objekter ved at sammenligne deres ytringer med voksnes egne måder at forstå verden på. At være sensitiv og guide et barn i retning af et udviklingsmål samtidig med følelsesmæssig kommunikation, der understøtter, at man møder barnets egne behov og ser barnet i dets egen ret, er omdrejningspunkt i dialogen. At give mening til barnets ytring, at udvide og berige dialogen (stilladsering, Bruner, 1979 eller guided participation, Rogoff, 2004) betyder, at pædagogen/læreren trin for trin guider barnet til problemløsning og tilegnelse af nye kompetencer.

> "By 'being involved with the child' in joint activity, it is also possible to enrich the child's experience of the world by giving meaning, or explaining, and by giving emotional and enthusiastic support to the child's interests and initiatives (Klein & Hundeide, 1995; Rogoff 2004)"(Sommer et al 2013, s. 464).

Omsorg og uddannelse, leg og læring, dannelse og socialisering er i dette perspektiv sider af samme sag. Både barnet og pædagogen/læreren bidrager i dialogen (samspillet), hvad enten barnet inviterer til nærvær og dialog eller pædagogen/læreren tager initiativ til en aktivitet.

Kvalitet i arbejdet med overgange, hvor børns perspektiver inddrages er, at:

- Børnene er medbestemmende i processen omkring valg af aktiviteter
- Børnene i dagtilbuddet fortæller uopfordret om deres forventninger om skole/SFO med afsæt i konkrete aktiviteter og/eller børnene i skolen fortæller uopfordret om tiden i dagtilbuddet
- Børnene udtrykker glæde, forventning og positiv spænding om overgangen mellem dagtilbud og skole/SFO. Dette ses fx ved at glæden udtrykkes spontant og umiddelbart og at børn både deltager i- og foreslår gentagelse af aktiviteter
- Når der er overgangsaktiviteter, leger børnene med forskellige børn, opsøger nye venskaber og kan rette opmærksomhed mod både kendte og nye voksne

TEMA 5. EN VIS KULTUREL LIGHED MELLEM ORGANISERING, PÆDAGOGIK OG LÆRINGSFOKUS

Hvor dagtilbuddene i Danmark tidligere var karakteriseret af at fungere som en arbejdsmarkedsforanstaltning, hvor forældre fik deres børn passet, mens de selv var på arbejde, så har de danske dagtilbud i dag udviklet sig til i højere grad at være karakteriseret af at være pædagogiske tilbud, der fungerer som et af de første led i børns dannelses- og læringsforløb (Ministeriet for Børn og Undervisning, 2012).

Det betyder, at der er sket et holdnings- eller paradigmeskifte i forhold til læringsbegrebet og pædagogikken i de pædagogiske dagtilbud, idet holdningen tidligere var karakteriseret af, at dagtilbud primært skulle stimulere børns udvikling, mens læring hørte hjemme i skolen (Broström, 2015). Man kan på den måde sige, at der er sket et skifte i den pædagogiske opgave, hvor dagtilbud har bevæget sig fra pasningskultur mod en mere målrettet læringskultur.

Argumentet om skiftet understreges af indførsel af pædagogiske læreplaner i 2004, der har den betydning, at det pædagogiske indhold i dagtilbud i dag er målstyret (Ministeriet for Børn, Ligestilling, Integration og Sociale Forhold, 2015). Det vil sige med mål for børns udvikling og læring, da der med den pædagogiske læreplan således er mål og forventninger til den pædagogiske praksis i dagtilbuddene. Den pædagogiske læreplan betyder nemlig, at det er et pædagogisk ansvar at tilrettelægge læreprocesser for børnene gennem strukturerede og planlagte aktiviteter, hvilket, der kan argumenteres for, giver en vis kulturel lighed i forhold til skolens struktur, der traditionelt er mål- og indholdsstyret, det vil sige kompetencemålsstyret.

Der er således over tid skabt en vis kulturel lighed mellem dagtilbud og skole i forhold til børns læring – men dog stadig med en vis (kulturel) forskel, som særligt kommer til udtryk i to pointer i forhold til forskellen mellem folkeskoleloven (Undervisningsministeriet, 2014) og dagtilbudsloven (Ministeriet for Børn, Ligestilling, Integration og Sociale Forhold, 2015).

Hvor folkeskoleloven tydeligt understreger skolens opgave i forhold til dels at give og bidrage til elevernes kundskaber og færdigheder og skabe rammer for oplevelse, fordybelse og virkelyst (Undervisningsministeriet, 2014), da er det dagtilbuddene opgave dels "at fremme børns læring", og dels "at give rum for leg, læring, og udvikling" (Ministeriet for Børn, Ligestilling, Integration og Sociale Forhold, 2015).

Dermed er den ene pointe, at folkeskoleloven således tydligeliggør, at det er skolens opgave at give og bidrage til elevernes læring (kundskaber og færdigheder) samt skabe rammerne for elevers læring, hvorimod det er tydeliggjort i dagtilbudsloven, at der skal skelnes mellem pædagogisk tilrettelagte aktiviteter OG børns egne motiver og skabte aktiviteter- begge i forhold til børns læring. Det betyder dermed, at der i dagtilbudsloven, i modsætning til folkeskoleloven, skelnes mellem pædagogiske planlagte aktiviteter og børns egne muligheder for at skabe læring.

Formuleringen i dagtilbudsloven understreger den traditionelle modsætning i pædagogik mellem pædagogiske planlagte aktiviteter og børns egne muligheder for at skabe læring. En modsætning der tilsyneladende ikke er sand (Siraj-Blatchford, 2015). Ansvaret for læreprocesserne er, ganske rigtigt, placeret ved pædagogen og læreren, men børn bestemmer selv, om de lader sig påvirke. Børn lærer hele tiden, og læring finder sted, hvad enten der professionelt bevidst tilrettelægges processer, der understøtter læringen eller ej.

På samme måde er læreprocesser jo uforudsigelige, hvilket betyder, at personalet kan organisere aktiviteterne, men aktiviteterne medfører ikke automatisk læring, ligesom de heller ikke alene afgør, hvad barnets læringsudbytte er (Næsby, 2014).

En pointe fra kvalitetsforskningen understreger dette (Tietze et al, 2016). I undersøgelser af kvalitet vises, at planlagte aktiviteter og strukturelle rammer kan forklare op til 50 % af den kvalitet, der faktisk kan udledes af kvaliteten af de pædagogiske processer. De sidste procenter, der samlet har betydning for kvaliteten af udbyttet, dvs. det børnene faktisk lærer, må undersøges i observationer af processerne (fx hvilken styrke de proximale processer faktisk har i fx sprogstimulering) og i vurdering af effekter af processerne (fx i hvilket omfang børns sprog udvikler sig som resultat af sprogstimuleringen).

Læreprocessen mellem at være barn og samtidig være elev
Den anden pointe, der tydeliggøres ved at skelne mellem dagtilbudsloven og folkeskoleloven er, at der i de to love skelnes mellem børns læring og elevers læring. Det betyder, at der er forventninger til bestemte kundskaber og færdigheder (kompetencer), som børn enten har lært eller skal lære i de første år i skolen.

I den forbindelse kan læringen foregå i familien, dagtilbuddet, i SFO'en eller i skolen, og da læring afhænger af konteksten (Illeris, 2012; Siraj-Blatchford, 2015), kan det have den konsekvens, at de kompetencer, børn har lært gennem familiemæssige forhold eller i dagtilbuddet, ikke nødvendigvis er de samme kompetencer som dem, der efterspørges i skolen eller i SFO'en.

Det kan eksempelvis handle om, at man i mange dagtilbud har det som en del af pædagogikken, at det er tilladt at spise lidt af sin madpakke i løbet af formiddagen, hvis man føler sig sulten inden den fastlagte spisetid. I skolen må man sædvanligvis først spise, når der er frikvarter, hvor man så i øvrigt kan spise hele sin madpakke i første frikvarter, uden at nogen nødvendigvis blander sig heri, eller spise når man kommer over i SFO'en. Det betyder altså, at man i overgangen fra barn til elev skal lære at spise på fastlagte tidspunkter.

Et andet eksempel er, hvis man som barn i dagtilbud måske er vant til skiftende mødetider, da skal man, som elev, altid forholdsvist tidligt op og møde i skolen, når klokken ringer ind på et fast tidspunkt om morgenen.

Netop klokken, der traditionelt ringer i mange danske skoler, kan udgøre en kulturel forskel på flere måder. Hvor børn i mange dagtilbud har god mulighed for selvbestemmelse eller medbestemmelse i forhold til, hvornår man er inde eller ude, da er klokken i skolen i størstedelen af tiden jo bestemmende for, hvornår man er inde (til time) eller ude (til frikvarter) – eller hvornår der er "fri" leg eller planlagte aktiviteter og undervisning. I disse perspektiver handler læreprocesserne mellem at være barn til også at være elev om de kompetencer, et barn skal lære omkring organiseringen og pædagogikken i forhold til at være elev i skolen.

I et teoretisk perspektiv handler det om kvaliteten af læringen og læreprocesserne, der afhænger af alle de betingelser, der på tværs af niveauer understøtter eller hæmmer de proximale processer, og da ingen proximale processer forløber uden for konteksten (Bronfenbrenner & Morris, 2006), er det nødvendigt at inddrage konteksten, der i dette perspektiv omhandler en vis kulturel lighed (eller ulighed) i overgangen mellem dagtilbud og skole.

Kultur og kontekst er således det grundlag, børn lærer noget på, og forudsætningen for en god overgang mellem dagtilbud og skole er derfor, at der er god og jævnlig kontakt mellem dagtilbud og skole og SFO, der fokuserer ikke alene på sociale relationer, men også på en vis kulturel lighed i forhold til organisering, pædagogik og læringsfokus. Hvis barnet oplever en vis lighed mellem struktur, indhold i og af aktiviteter samt pædagogisk fokus på læring og organisering er muligheden tilstede for, at barnet kan opleve en følelse af sammenhæng (OAS (Jensen & Johnsen, 2002)).

En vis lighed mellem struktur, indhold i og af aktiviteter, samt pædagogisk fokus på læring og organisering, har sammenhæng til didaktikken, idet didaktik betyder overvejelser over, hvad børnene skal lære, hvordan de skal lære det samt begrundelser for, hvorfor det netop er det perspektiv, der er der er valgt i forhold til mål og indhold. De proximale processer må således tilrettelægges over tid, ikke nødvendigvis i lange perioder, men i mange episoder (Næsby, 2015).

Dagtilbuddet må i den sammenhæng i en vis grad tilpasse sig skolens kultur og organisering, som også skolen i en vis grad må tilpasse sig dagtilbuddets kultur og organisering (Leed & Hostrup, 2014). Både skolen og dagtilbuddet må således være opsøgende på den anden parts kultur, pædagogik og organisering, og over tid udvikle områder, hvor der arbejdes efter samme pædagogik eller metode (Leed & Hostrup, 2014).

Læringsfokus som en vis kulturel lighed

En vis kulturel lighed mellem organisering, pædagogik og læringsfokus og dermed oplevelsen af sammenhæng for det enkelte barn kan eksempelvis understøttes ved fælles fokus på 'Visible learning', der baserer sig på John Hatties (2013) forskning. I denne tilgang er det enkelte barn selv medbestemmende i forhold til egen læring, og ikke mindst kan det selv have indflydelse på, hvordan det kan lykkes med sin læring, hvilket kan betyde en oplevelse af forudsigelighed og tydelighed for hvert enkelt barn.

Nottingham (2013) peger på, at læringsfokus og -strategien i det perspektiv blandt andet er et spørgsmål om at gøre fremskridt og lykkes, samt "hvordan", man skal tænke fremfor "hvad", man skal tænke, når man skal lære noget. For børn i dagtilbud kan det handle om bevidsthed om eksempelvis selvhjulpenhed, og hvad det kan betyde for det enkelte barn i skolekonteksten gennem spørgsmål som eksempelvis: Hvad er det næste, jeg skal have lært, og hvad er næste skridt for at nå dertil.

Læringstilgangen tilbyder således en passende balance mellem læring og udfordringer, samt en vis kulturel lighed mellem organisering, pædagogik og læringsfokus og dermed en måde at arbejde med overgangsaktiviteterne mellem dagtilbud og skole og SFO.

"Det er vigtigt, at de professionelle omkring børnene giver børnene en oplevelse af, at de hele tiden udvikler sig og lærer," fremhæver Ditte Winther-Lindqvist. "Det gælder både i børnehave, i skole og i SFO/på fritidshjem. Det giver børnene selvtillid og positive oplevelser med det at lære" (EVA, 2016, s.6).

Kulturen og det værdigrundlag, den hviler på, definerer tidligt muligheder for børns erfaringer med fællesskaber, at have venner og hvordan man skal behandle hinanden. Børns tidligere erfaringer med at indgå i børnefællesskaber har også betydning for, hvordan overgang og skolestart forløber for det enkelte barn. "Børn, der fx ikke har positive erfaringer med at indgå i børnefællesskaber, kan have vanskeligt ved at finde ind i de nye fællesskaber på egen hånd" (Stanek, 2016).

Forskeren Anja Hvidtfeldt Stanek har således i forbindelse med sin forskning iagttaget børn, "der næsten bliver usynlige for de voksne og de andre børn, fordi de, når det er vanskeligt at finde ind i lege, holder sig selv beskæftiget ved at vandre rundt". Personalet har derfor en opgave i at hjælpe børnene ind i legen og børnegruppen, vurderer Stanek, ligesom det er vigtigt, som vi har set med henvisning til samarbejde mellem faggrupper og med forældre, at de udveksler viden om børnenes erfaringer.

"De ligner børn, der er på vej til 'noget', men indgår ikke reelt i fællesskabet. Flere af disse børn vandrer rundt på denne måde i børnehaven og i skolen, når de ikke har nogen at lege med i frikvartererne og i SFO'en" (Stanek, 2016, s.4).

Kvalitet i arbejde med at skabe fælles kultur er, at:

- Der er høj grad af dialog og refleksion i teamet og med børnene om, hvad målet med overgangsaktiviteterne er og der er udviklet et fælles sprog om dem
- Overgangsaktiviteterne formidles gennem tydelig dokumentation, der viser hen til de forventninger, skole og SFO har
- Børnene samarbejder på tværs af dagtilbud og skole/SFO, der er fx venneordning og integreret voksenstøtte
- Det er et fælles ansvar at skabe bevidsthed om, hvad der skal læres og hvordan, det skal læres

5. UNDERSØGELSENS RESULTATER

I det følgende præsenteres resultatet af de gennemførte observationer og interviews. Først gentages temaernes indikatorer, de tegn på kvalitet, der observeres på eller interviewes ud fra. Dernæst følger en vurdering af tendenserne i observationer og/eller sammendrag af fund fra interviews.

Som tidligere nævnt giver de indsamlede observationsdata fra KVALid ikke i tilstrækkelig grad grundlag for at kvalitetsvurdere de organisatoriske overgangsaktiviteter, som dækkes af skemaerne:

- 1.1. Samarbejde mellem dagtilbud og skole

- 1.2. Didaktik og evaluering

- 2.1. Kontakt og information

- 2.2. Forældreinddragelse

Data vedrørende organisatoriske overgangsaktiviteter er som nævnt indsamlet gennem dokumentanalyse og interviews med ledere og pædagogisk personale.

TEMA 1. SOCIALE RELATIONER, DER FORBINDER MILJØERNE I DAGTILBUD OG SKOLE

1.1 Samarbejde

Lav kvalitet

- Der er ingen overlevering af viden om børn fra dagtilbud til skole (fx information om møder mellem dagtilbud og skole)
- Børnene i dagtilbud kommer ikke på for-besøg på skolen (fx et arrangeret besøg på skolen eller skriftlig synlig information om tidligere/kommende besøg)
- Der er ingen nedskrevne mål for/ med overgangsaktiviteterne

Minimal kvalitet

- Der er overlevering om enkelte børn med specifikke udfordringer
- Børnene kommer på besøg på skolen op til skolestart
- Der er sporadisk samarbejde mellem dagtilbuddets, SFO'ens og skolens "overgangsarbejde"

God kvalitet

- Der er fællesmøder, hvor der overleveres viden om alle børn, børnegrupper og orienteres om aktiviteter
- Børnene fra dagtilbud kommer regelmæssigt på skolen. (Fx deltager børnene i fælles aktiviteter med 0.klasse-børn op til skolestart)
- Der er klare nedskrevne mål for overgangsaktiviteter, der er "afslutning i dagtilbud" og "start i skole/SFO"

Høj kvalitet

- Der er systematiske overleveringer af viden fra dagtilbud til skole. Fx synligt gennem kalenderaktivitet
- Børnene kommer systematisk på skolen, der er jævnligt fælles aktiviteter og de har fællesskaber med større børn i skolen
- Der er klare mål for overgangsaktiviteter og der er udviklet en praksis for hvordan der er gennemsigtighed, så børnene kan se formålet
- Der samarbejdes i et team om skoleforberedende aktiviteter i et sammenhængende forløb. De aktiviteter der foregår i dagtilbud bygger op til og fortsættes i skole og SFO

Didaktik og evaluering 1.2

Lav kvalitet

- Pædagogerne og lærerne foretager ikke fælles refleksioner og evalueringer af, hvordan aktiviteter/lege og undervisning understøtter pædagogiske intentioner og børnenes deltagelsesmuligheder
- Der er ingen procedure for refleksion og evaluering af den pædagogiske praksis i forhold til at fremme børns involvering og deltagelse

Minimal kvalitet

- Der foretages sporadiske, mundtligt overleverede observationer og refleksioner
- Den pædagogiske praksis reflekteres og evalueres sporadisk* i forhold til at fremme børns involvering og deltagelse

God kvalitet

- Aktiviteterne/ legene/ undervisningen dokumenteres, drøftes og evalueres regelmæssigt, og der er opmærksomhed på, at udfordre børnene gennem aktiviteter og lege der relaterer sig til skolestart
- Der er faste procedurer for hvordan læringsmiljøerne mundtligt reflekteres og evalueres i forhold til at fremme børns involvering og deltagelse

Høj kvalitet

- Der foretages løbende systematiske observationer, refleksioner, fx skriftlige evalueringer af aktiviteten/legen/ undervisningen, som benyttes til at videreudvikle denne på en måde, der understøtter børns engagement, deltagelse og indflydelse
- Udover faste procedurer for refleksion og evaluering involveres børnene i at udvikle aktiviteterne

Organisatoriske overgangsaktiviteter

Af aktivitetskalenderen for 0. klasse, Løgstør skole, Kridthuset og Sneglehuset fremgår, at der i perioden februar-juni 2016 har været afholdt følgende overgangsaktiviteter:

- Fælles aktivitetsdag
- Koncert
- Skolegrupperne i børnehaverne besøgte kort 0. klasse
- Overlevering af skolebørnene
- 2 venskabsture
- "Bytte-voksen-dag"
- Forældremøde med kommende skolebørn og deres forældre.
- I skolen sammen med 0. klasse og senere i SFO

På observationsdagene hvor børnehavebørnene var i skolen sammen med 0. klasse halvdelen af tiden og afsluttede dagen i SFO indgik fra 10.35-13.55 følgende overgangsaktiviteter:

- Introduktion til ønskelig prosocial adfærd: Præsentation af kisten med plaster, stillemarkøren ("fem") samt trøstebamsen Magnus (se senere). Understregning af at hånden skal rækkes op før man siger noget. Reglerne for adfærd udenfor oplistes ligeledes.
- Fri leg på skolens legeplads – alle.
- Oplæsning under frokosten – alle.
- Sang – sange som børnene kendte fra tidligere – kun børnehavebørn.
- Tegning i hæfte som skal bruges ved skolestart – kun børnehavebørn.

I 1. fokusgruppeinterview i Løgstør med skoleleder på Løgstør skole, leder i børnehaven Sneglehuset, SFO-leder på Løgstør skole og souschef i børnehaven Kridthuset, fortælles om samarbejdet vedrørende skoleudsættelse. En eventuel bekymring for om et barn er "parat til skole"/ moden skal formidles til skolen.

Børnehaveleder: Og det er jo så det, vi skal ha overleveret til skolen, at vi har anbefalet, vi har en familie her, vi ikke er helt, ser det samme, og det skal vi bare være,

Skoleleder: Men det er også derfor at det er vigtigt, at vi som skole kommer ind så tidligt som muligt, i forhold til at vi kan fortælle, at det ikke bare er jeres vurdering af hvordan skolen er, men at vi også kommer ind og siger, der er altså nogle krav, der er nogle ting man gerne skal kunne når man kommer op i skolen.

SFO-leder: Og det startede jo faktisk allerede ved det møde der, som er her i oktober, hvor det er vigtigt at skolen får fortalt "det er altså vigtigt at I hører efter, hvad børnehaven siger omkring dit barn", det er altså så bedre at gå et år mere i børnehaven, end at, selvom vi gør det så blidt som muligt, det der med at de skal ned i nulte klasse igen.

Skoleleder: Ja, ja

Børnehaveleder: Men der er altså også noget lovgivning inde over, og altså, den synes jeg da også, hvis der sidder nogen som kan bringe det videre, at det... det er det der med at man skal af sted det år, man fylder seks, det synes jeg også man skal tage op til revidering. Fordi der er altså nogle børn, der ikke er klar, dem der er født sidst på året, her i november og december ..., der er jo et helt års forskel på dem når de kommer op.

Af interviewsene fremgår videre, at man tidligere har haft et årshjul for møder og aktiviteter, som man på et ledermøde har brugt i planlægning. Og der har været møder ude i børnehaverne hvor 0.klasse og SFO'en har været repræsenteret.

SFO-leder: ... og så sidst i forløbet har børnehaverne jo så været på besøg på skolen og i SFO'en, ... lige op til at vi så her på skolen har et stort møde, hvor vi inviterer kommende forældre, til 0. Klasser. Det er sådan det, der har været henover året.

Skoleleder: Ja, og børnehaveklasselederne er med på forældremøde i børnehaverne

Børnehaveleder: Men også, at børnehaveklasselederen har været nede og hun har været sammen med skolebørnene, som i dag.

Samarbejdet mellem dagtilbud og skole er i Løgstør organiseret i team hvor der årligt udarbejdes plan over sæsonens overgangsaktiviteter. Planen evalueres årligt og danner afsæt for revidering og udvikling af nye overgangsaktiviteter.

Der har i årevis været samarbejde mellem dagtilbud og skolen omkring forskellige overgangsaktiviteter – tidligere hed indsatsen "Den røde tråd". Samarbejdet er imidlertid de seneste år blevet mere organiseret og systematiseret blandet ved at udvide deltagerkredsen i planlægningen således at den konkrete planlægning nu involverer begge dagtilbud, 0. klasse og SFO.

De konkrete overgangsaktiviteter er ligeledes blevet flere med tiden og den næste plan indeholder således flere aktiviteter end den netop overståede sæson. Der er eksempelvis i den nye plan aftalt flere morgener med morgensang, hvor dagtilbuddene kommer over på skolen og synger sammen med 0. klasse(jf. Aktivitetskalender 2016-2017). Planen er denne gang spredt ud over hele året og ikke blot i foråret, således at det ikke bliver for intenst for børnene at deltage i overgangsaktiviteter samtidig med andre aktiviteter i børnehaven.

Evalueringen af overgangsaktiviteterne sker løbende mens de pågår. Forårets plan blev evalueret i september med deltagelse af repræsentanter fra skole, dagtilbud og SFO og der var her enighed om tilfredshed med planen og i særdelshed de nye tiltag: Fælles aktivitetsdag i Lanternen, koncert i et af dagtilbuddene, venskabsturene, bytte-voksen dag. Der vil blive evalueret igen i september 2017 hvor ny plan igen udarbejdes.

Overgangsaktiviteterne dokumenteres kontinuerligt i form af billeder som blandt andet er rettet til forældre og placeres i en oprettet Facebookgruppe for forældrene. Dagligbuddene anvender ligeledes billeder til at skabe collages over de aktiviteter som foregår i børnehaven. Herudover tages der løbende billeder i 0.kl for at understøtte vurderingen af hvordan relationsdannelsen mellem børnene forløber. Kvalitetskoordinator for 0. klasse udtaler således:

"Billederne er ikke bare dokumentation for forældrene. Det er også et arbejdsredskab til os selv: Vi bruger det også meget til os selv. Sådan en dag som i dag hvor vi har legetime, går vi rundt og tager billeder af hvem der søger hvem…" (Fra Interview med kvalitetskoordinatorer)

I Aalestrup har der på samme vis været en række aktiviteter. I lederinterviewet fortælles, at der tidligere har været tale om et formaliseret samarbejde mellem dagtilbud/skole. Vesthimmerlands Kommunes Børn- og skoleudvalg pålagde for ca. 3 år siden institutionerne at have fokus på overgangen mellem dagtilbud og indskolingen. På daværende tidspunkt etablerede Børnehuset og Skolen et samarbejde, og med muligheden for deltagelse i nærværende projekt, var der enighed om, at samarbejdet havde behov for et fornyet fokus. Leder af Børnehuset udtrykker det således: ... *at det havde jeg lyst til at deltage i, fordi jeg så, der var plads til forbedringer i det samarbejde, vi havde.*

Der afholdes overleveringsmøder mellem Børnehuset og indskolingen/SFO, hvor der udveksles viden om alle børn, individuelt. Børnehusets leder fortæller: ... *vi afleverer børn på den måde, at der er en samtale om hvert enkelt barn mellem institutionen og skolen.* Det pointeres, at børn, der har brug for ekstra opmærksomhed, opprioriteres i overleveringen, men at der afholdes samtaler om hvert enkelt barn.

Pædagogiske overgangsaktiviteter
Følgende fra Løgstør placerer sig under *pædagogiske overgangsaktiviteter* og der har været indsamlet data fra såvel observation[7] som interview[8] om det observerede relateret til følgende aktiviteter:

1) Ventetid på at skulle afsted til skolen.
2) Besøg i 0.kl med deltagelse af såvel børn fra børnehave og 0. klasse
3) Fri leg med deltagelse af begge børnegrupper.
4) Frokost: Børnehavebørn alene med personale fra 0. klasse
5) Aktivitet for børnehavebørn - alene med personalet fra 0. klasse

Personalet i 0. klasse anvendte samme "stille-markør" som børnene alle kendte til fra børnehaven: En hånd blev rakt i vejret og der blev sagt 5, som betød: Fødderne er i ro, hænderne er i ro, ørene lytter, øjnene ser, munden er stille.

Deltagelsen i 0. klasse indebar anvendelse af diverse (fremadrettede) overgangsmaterialer; Musikhæfte (de sang bl.a. ABC sang, som de tydeligvis kendte i forvejen); Tegnehæfte (de tegnede deres bedste venner) samt tegnede deres navneskilt, som så ville stå på bordet 1. skoledag.

Børnene blev opfordret til at hjælpe hinanden i forhold til fælles aktiviteter, udfordringer og skift. Inden børnene gik ud på skolens legeplads til den frie leg blev alle børn i 0.klasse bedt om at finde et barn fra børnehaven og tage i hånden og

---

[7] To observationer i 0.kl. hvor to forskellige børnehaver deltog på forskellige dage.

[8] To interview med pædagoger fra de to børnehaver samt i alt 6 børneinterviews (3 hver sted).

følges ud på pladsen. Herudover introducerede lærerne "den lille kiste" og trøstebamsen Magnus.

Kisten indeholdt plaster og børnene fik at vide, at det var deres opgave at passe på hinanden og hjælpe hinanden. Hvis et barn slog sig skulle de hente et plaster (hvis de vurderede, at det ville hjælpe den anden) og spørge, om der var brug for bamsen, som efterfølgende ville blive bragt til barnet.

I løbet af observationsperioden var der to eksempler hvor et barn fra 0.kl på denne måde hjalp et børnehavebarn.

I Kridthuset observeredes, at da børnene stod på række og ventede på at skulle gå op på skolen begyndte de at tælle i kor. De fremtrådte ikke utålmodige, stod stille og ventede mens de således beskæftigede sig selv.

I Sneglehuset observeredes, at børnene, inden afgang til skolen, blev bedt om at stå på række. Der var lidt uro i mellem dem og pædagogen bad dem om at forholde sig i ro. Denne ventetid blev brugt på at disciplinere børnene.

I observationsperioden gav børnene ikke udtryk for hverken forventninger eller bekymringer.

Arbejdet med sanghæftet, tegnehæftet og udarbejdelse af navneskilt fortolkes som "overgangsdokumentation" i 0. klasse På væggene i klasseværelset var der adskillige billeder med bogstaver og tal o. lign.

I Kridthuset var der adskillige materialer, der kunne forbindes med overgangsaktiviteter; Bogstaver på væg med billede som startede med det pågældende bogstav, bogstaver hængende i vindue, et stort ur hvor hver 5. min var markeret med rødt pap med tal på.

Der var ligeledes et whiteboard med angivelse af år, årstid (med billeder), ikoner til angivelse af vejret, måneder angivet på pap – i midten er så placeret de relevante markører for den pågældende dag. Og mange andre lignende materialer. På køleskabet er et billede af en hånd (stillemarkøren)

Sneglehuset er en mindre børnehave med markant mindre plads. Den fremstod tom/opryddet og der var ikke præsenteret den type materialer forbundet med overgangsaktiviteter som sås i Kridthuset.

Rummene som børnene var i var uden nævneværdige materialer stående fremme, der var borde placeret op langs væggene og ved hvert bord var der placeret stillemarkøren. Af interview med pædagog fremgår det, at de flere gange om ugen tager div. skoleforberedende materiale frem som de store børn så har adgang til og arbejder med.

På en opslagstavle hænger et billede af børnene på en skovtur sammen med 0. klasse Billedet hænger højt og umiddelbart svært at se i børnehøjde.

SFO-leder: Og så har der været en skovtur, altså, så har man også arbejdet på tværs i institutionerne med at møde børnene og de voksne.

I: Det var begge børnehaver?

Børnehaveleder: Ja, det var det. Og det er hvor de tager ud i skoven ... med børnehaveklasselederne, eller 0. Klasselederne ... sammen med pædagogerne fra børnehaven ... og lavet nogle aktiviteter deroppe sammen.

1.3 Inddragelse af børnene i overgangsaktiviteter

Lav kvalitet

- Der er ingen særlige aktiviteter med henblik på skolestart
- Der er ingen tegn på materialer eller produkter på væggene, der forbindes med overgangsaktiviteter

Minimal kvalitet

- Der anvendes nogen forskellige aktiviteter og organiseringer*
- Aktiviteten er oftest kort og uden der er ventetid indlagt i aktiviteten.
- Der er nogen dokumentation og materialer, der kan forbindes med overgangen ml dagtilbud og skole. Fx indretning eller udsmykning med fx tal, farver, bogstaver

God kvalitet

- Der anvendes mange forskellige aktiviteter og organiseringer
- Eventuel ventetid bruges til at styrke relationerne mellem børn
- Børnene opfordres til at vise interesse for hinanden og hinandens valg og ideer, fx ved at alle børn opfordres til at være engagerede og aktive i forhold til hinanden
- Pædagoger og lærere lytter til børnenes forventninger og bekymringer
- Der er både i dagtilbud og 0. klasse meget dokumentation af materialer, der forbindes med overgangsaktiviteter, fx tal, mængder, bogstaver o.lign. på væggene i dagtilbuddet og kuffert, portfolio o.lign. i 0. klasseværelse

Høj kvalitet

- Som ovenfor og hvor børnene er medbestemmende i valg af aktiviteter
- Børnene støttes i og opfordres til at hjælpe og inddrage hinanden i forhold til fælles aktiviteter, udfordringer og skift. Fx Børnene søger hinanden og de voksne og de hjælper andre børn med at deltage og lege
- Der er både i dagtilbud, SFO og 0.klasse tegn på systematisk dokumentation af overgangsaktiviteter, fx systematisk, både "frem mod skole og tilbage til dagtilbud" fx fotos af 0. klasses besøg i dagtilbuddet eller fotos af 'mentorordning' ml. dagtilbudsbørn og 0. klasses børn...

Organisatoriske overgangsaktiviteter, hvor børn er deltagende

Gennem interview med alle 3 kvalitetskoordinator i Aalestrup fortælles om, at de skoleparate børnehavebørn er på 2 besøg i indskolingen, som er organiseret af Børnehuset og indskolingen/SFO i samarbejde. Besøgende ligger i foråret (maj og juni), op mod skolestarten. Begge besøg indeholder en introduktion til hverdagen i børnehaveklassen. Begge besøg fremgår af dokumentet 'Skitse til årsplan' (se dokumentoversigten)

Fortællingerne om besøgene, som de viser sig i børnefokusgruppeinterviewene, viser en tydelig tendens til, hvad børnene husker fra besøgene. Kun meget få (i alt 2 børn ud af alle deltagende børn i fokusgruppeinterviewet inden skolestart) husker begge besøg. Resten erindrer et enkelt besøg. Generelt fortæller børnene om det samme besøg, hvor de besøger puderummet og biblioteket. Gennemgående i alle 4 fokusgruppeinterview er, at børnene fortæller om, at de har fået historie af en ældre elev. (I: interviewer, B: fællesbetegnelse for de deltagende børn). De fortæller således om historieepisoden:

I: Og hørt historier?
B: Jeg hørte to! To historier
B: Vi hørte tre!
I: Hvem var det der fortalte jer de historier?
B: Simon
I: Simon?
B: Simon Guldhammer
I: Hvem er Simon Guldhammer?
B: Det er ham der er ovre på skolen
I: Er det en voksen?
B: Nej, det er børn
I: Men kan I huske... hvor mange år tror I Simon Guldhammer er?
B: 6
I: 6 år? Går han i 0. klasse ovre på skolen?
B: Ja

Eksemplet fra børnefokusgruppeinterviewet er et blandt flere eksempler, der peger på, at børnene er optaget af at møde andre børn i en organiseret aktivitet. Tilsvarende viser interviewene, at børnene efterspørger en højere grad af systematiske møder med børn fra indskolingen. Flere børn udtrykker usikkerhed om, hvorvidt de møder børn i indskolingen, som vil lege med dem.

B: Fordi der var faktisk ikke nogen der gad lege med mig
I: Var der ikke nogen der gad lege med dig?
B: Det var fordi, der var slet ikke nogen der gad lege med mig, men pigerne de var søde og holdt ved den der som der rullede en rundt... men der var slet ingen der gad lege med mig

I de tilfælde, hvor børnene udtrykker sikkerhed og tryghed ved mødet med børn i indskolingen, skyldes det i overvejende grad, at de har relationer til børn fra privatsfæren, fx at de er naboer til- eller er i familie med børn i indskolingen.

B: Og min storesøster hun går også derovre, så så har jeg også mødt hende
Og
B: Altså, vi kender faktisk en der hedder Lærke der går i 0.b
I: Nå, hvem er hun så?
B: Det er Theis' storesøster

Observationspunktet omkring børns erindring om at børn, der er startet i skole, kommer på besøg i Børnehuset, udtrykkes således ved børne-fokusgruppeinterviewet i Børnehuset:

I: Jeg skal lige høre noget helt andet, kan I huske, har der været nogen børn eller voksne ovre fra skolen på besøg her i børnehaven?
B: Nej
I: Nej? Har nogen ovre fra skolen, har Iben eller Charlotte ovre fra skolen været ovre og fortælle jer hvordan det er?
B: Nej, vi har kun været ovre ved dem, de kommer aldrig herover
Og:
I: Kan I huske, har der været nogen børn ovre fra skolen på besøg herovre i børnehaven?
B: Hmm niks!
B: Niks
B: Ingen skolebørn her

Når spørgsmålet rejses igen i børnefokusgruppeinterviewet i indskolingen i Aalestrup (afholdt i september 2016) fortæller stort set alle børn, at de savner Børnehuset, både de voksne, de andre børn samt rummene og legepladsen.

I overgangsarbejdet i Løgstør er der tilsyneladende primært fokus på børnehavebørnene og hvordan disse på bedst mulig vis forberedes til skolestart.

Der er en kontinuerlig opmærksomhed på, at børnene skal gøres bekendt med såvel de nye fysiske rammer på skolen som de nye voksne samt naturligvis opleve de sociale færdigheder som forventes mestret i den nye kontekst (fx mestring af turtagning, selvhjulpenhed i forhold til personlig hygiejne o.a.). Overgangsarbejde med udgangspunkt i børnene i 0. klasse får tilsyneladende mindre opmærksomhed. Kvalitetskoordinator i 0. klasse fortæller, at de i starten af 0.kl taler om, hvilken børnehave børnene kommer fra og hvordan de gjorde tingene der.

I klasseværelset er der ingen synlige såkaldte overgangsobjekter; ingen materialer der kan forbindes med børnenes tid i børnehaven. Der har dog tidligere været et enkelt eksempel herpå:

Kvalitetskoordinator i 0. klasse: For et par år siden fik vi en gave fra én af børnehaverne – jeg husker ikke hvilken – hvor de havde lavet en planche hvor børnenes ansigter var sat på og billeder taget i børnehaven, med deres navne sat på (...) Den hang så i klassen hele året...
I: Fik den (gaven) opmærksomhed af børnene?
Kvalitetskoordinator i 0. klasse: Ja det gjorde den helt sikkert

I interviewet reflekterer kvalitetskoordinatorerne i Løgstør over om de skulle adoptere ideen om at udarbejde overgangsobjekter fra børnehaven som skal være i det nye rum for at lette overgangen for børnene. Det vurderes, at dette kunne være hensigtsmæssigt i særdeleshed for de børn, som oplever et stort savn i overgangperioden.

De understreger, at der altid har været tradition for at fortælle børnehavebørnene at de altid er velkomne til at besøge børnehaven efter de er startet i skolen og mange har igennem tiden benyttet sig af det og oplever dette som en støtte i overgangsfasen. Flere af børnene i børneinterviewene giver ligeledes udtryk for et stort ønske om hyppige besøg i børnehaven.

Analyse Tema 1, Sociale relationer
Tendensen, vurderet på baggrund af observation med skema 1.3 viser, at institutionerne generelt møder tegnene på "god kvalitet". Der er observeret en mindre variation, der på den ene side kan henføres til en lidt lavere vurdering i forhold til dokumentation af overgangsaktiviteter og på den anden side en lidt højere i forhold til at stilladsere det sociale miljø og inklusion blandt børnene.

Omregnet til en 7 points Likert-skala er tendensen: Kridthuset/Løgstør Skole: 5; Sneglehuset/Løgstør Skole: 4; Børnehuset/ Aalestrup Skole: 5

Der er blandt personalet både i børnehave, SFO og skole bevidsthed om at understøtte, at børn hjælper og inddrager hinanden i forhold til fælles aktiviteter, udfordringer og skift. Det vidner de anvendte metoder, "plaster" og "trøstebamse" om.

Det er god kvalitet, at børnene opfordres til at vise interesse for hinanden og hinandens valg og ideer, fx ved at alle børn opfordres til at være engagerede og aktive i forhold til hinanden.

Et andet eksempel er, at 0.klasse børn opfordres til at finde et barn fra børnehaven og tage i hånden og følges ud på pladsen. Det styrker de sociale relationer, at børnene hjælper hinanden (Schwartz & Reynisdottir, 2015) og selve dette udviklingsforhold mellem børnene og deres omgivelser er med til at udvikle de kompetencer, børnene forventes at erhverve sig, og børnene får gode erfaringer med denne udvikling, der sætter sig spor videre frem (Drugli, 2015).

Der er fælles aktiviteter, der ledes af personalet og der er aktiviteter, der ledes af børnene selv. Børnene arbejder med deres egen sociale identitet og med at opnå en følelse af tilhør. Dette øger sandsynligheden for, at børnene oplever, de er inkluderede i fællesskaberne i skolen fra starten.

Begge dele har meget stor betydning for udbyttet af skolegangen. Børnene i børnehaverne er generelt ubekymrede i forhold til at skulle på besøg på skolen og samværet med 0.klasse-børnene giver heller ikke anledning til, at nogle børn viser tegn på bekymring.

Det tyder på, at børnene grundlæggende er tillidsfulde, at de oplever det sociale miljø som trygt hvilket ses som forudsætning for læring og udvikling.

Når børnene i 0.klasse spørges om deres "gamle" børnehave siger de, at de savner børnehaven. Det peger på, at der med fordel – set fra børneperspektivet – kunne arrangeres og struktureres genbesøg, både af hensyn til børnehavens børnegruppe og indskolingens børnegruppe for ad denne vej at skabe en større sammenhæng mellem de to verdener. Kvalitetskoordinatorer i både indskolingen og SFO er opmærksomme på temaet.

Organisatoriske overgangsaktiviteter

Der er nogen dokumentation og materialer, der kan forbindes med overgangen mellem dagtilbud, SFO og skole, men ikke alle steder er det synligt eller tilgængeligt. Med hensyn til at afstemme børnenes forventninger til skole og skolestart og skabe mening er det god til høj kvalitet, at der er både i dagtilbud, SFO og 0.klasse er tydelige tegn på systematisk dokumentation af overgangsaktiviteter, både "frem mod skole og SFO og tilbage til dagtilbud".

Det vil sige, at der både i dokumenter, dokumentationer og gennem konkrete samarbejdsaktiviteter skabes billeder og fortællinger, der kan stilladsere børnene psykisk og socialt.

Der ses en tydelig udvikling i det formelle samarbejde mellem Børnehuset og indskolingen/SFO Kvisten fra det tidspunkt, hvor lederinterviewet er foretaget (21. januar 2016) og til det tidspunkt, hvor sidste interviews og observationer foretages (august/september 2016).

Hvor der i lederinterviewet udtrykkes forventning om nye tiltag, ses der i interview med kvalitetskoordinatorer, at der er fulgt op på disse tiltag. Eksempelvis fremhæver leder af Børnehuset, at: "Ja, jamen altså, vi forsøger jo at følge det hér formaliserede samarbejde, der er... her d. 31. januar, der forventer vi at sætte nogle nye datoer på og nogle nye måder at arbejde sammen på".

Som et eksempel på nye måder at arbejde sammen på nævner kvalitetskoordinatorer fra alle 3 afdelinger et nyt skema, der i højere grad synliggør hvilke forudsætninger børnene har, når de begynder i skole/SFO (se dokumentoversigten, nr. 10), samt at det nu er iværksat, at det er børnehaveklasselederen, der, på et møde i Børnehuset, informerer om skolens forventninger til børnene frem for, at det, som tidligere, er Børnehusets personale, der – på vegne af indskolingens personale – informerer om temaet.

Pædagogiske overgangsaktiviteter

Der anvendes forskellige aktiviteter og organiseringer og der er også episoder med ventetid mellem aktiviteter. I en institution observeredes, at da børnene stod på række og ventede på at skulle gå op på skolen begyndte de at tælle i kor. Ventetiden blev af børnene selv brugt til at styrke en følelse af fællesskab.

Dette eksempel, der også indeholder elementer af læring, holder en lidt højere kvalitet end et andet eksempel, hvor der var der lidt uro i mellem børnene og pædagogen bad dem om at forholde sig i ro.

Denne ventetid blev brugt på at disciplinere børnene frem for at ventetid bruges til på forskellig vis fx at styrke relationerne mellem børnene. Disse to eksempler kan ikke bære en generalisering af forskelle mellem institutionerne, men kan vise, hvordan personalet, ved at observere og reflektere over en aktivitet, kan arbejde med at anlægge et læringsperspektiv på og være kritisk over for en "aktivitet" så som ventetid.

At børnene af sig selv begynder at tælle i kor, mens de venter, er både leg og læring. Personalet kan tage aktiviteten som effekt af, at man tidligere har arbejdet med tal og tælling, det kan komme andre steder fra og spontant være initieret af børnene selv, men det kan reflekteres som en pædagogisk overgangsaktivitet, hvor børnene øver tal og tælling og hvor de således lærer noget.

I international forskning vises, at børn i fem års alderen drager store fordele af at have gået i et dagtilbud af høj kvalitet. Sammenlignet med børn, der ikke har gået i dagtilbud, er de sprogligt, mht. tidlig læsning og matematik helt op til et år længere fremme i deres udvikling (Taggart et al, 2015).

Nyere dansk forskning viser, at der sprogligt ved skolestarten kan være helt op til 2 års forskel på børn med forskellige familiemæssige baggrunde. Børn der ikke er blevet sprogstimuleret i hjemmet eller dagplejen – særligt i 0 – 3 års alderen – sakker bagud (Bleses et al, 2016).

Desto længere tid børnene har gået i et dagtilbud af høj kvalitet, desto højere er også deres selvstændighed, koncentrationsevne og sociale kompetencer ved skolestart og disse færdigheder og kompetencer varer ved gennem hele skoletiden (Taggart et al, 2015). Især for børn i udsatte positioner giver dagtilbud af høj kvalitet dem forudsætninger for en bedre skolestart. Gode dagtilbud holder så at sige "hånden under" disse børn og giver dem et vigtigt grundlag for, hvordan de kan udforme og udfolde deres læring (Sylva et al, 2004; Taggart el al, 2015).

TEMA 2. SAMARBEJDE MED FORÆLDRE I OVERGANGEN MELLEM DAGTILBUD OG SKOLE

Lav kvalitet

- Kontakten til forældrene er begrænset
- Kontakten er kendetegnet ved en-vejs-kommunikation, hvor institutionen informerer om barnet
- Der er ingen dialog med forældrene om, hvad målet med arbejdet med overgange er

Minimal kvalitet

- Der er sporadisk kontakt med forældrene
- Forældrenes perspektiv inddrages nogle gange i kontakten
- Der udveksles nogen informationer mellem personale og forældre
- Forældrenes kultur, værdier og synspunkter inddrages nogen gange

God kvalitet

- Pædagogen/læreren har ofte kontakt med forældrene
- Der udvises interesse for forældrenes perspektiv
- Der er skabt en procedure for, hvordan der kan skabes kontakt til alle forældre, på en systematisk måde
- Kontakten er proaktiv og der udveksles information fra begge sider og dialog.
- Forældrenes kultur, værdier og synspunkter inddrages og respekteres

Høj kvalitet

- Pædagogen/læreren overvejer samarbejdet i konkrete situationer og inddrager forældrenes perspektiv
- Der er systematisk kontakt til alle forældre (herunder både mor og far) i tilfælde, det kan lade sig gøre.
- Kontakten er positiv, proaktiv og kendetegnet ved høj grad af dialog
- Uanset forældrenes og barnets situation, er der en grundlæggende respekt for forældrenes kultur, værdier og synspunkter

Organisatoriske overgangsaktiviteter

Af interview med kvalitetskoordinatorerne i Løgstør fremgår, at samarbejdet med forældrene følger nedenstående rutine:

Før skolestart:

1. Primo september får forældre tilsendt brev med besked om, at deres barn nu indtræder i børnehavens storegruppe og her deltager i skoleforberedende aktiviteter to formiddage om ugen.

2. I oktober indkaldes til forældremøde med deltagelse af personale fra børnehaven, skolen og SFO: Der orienteres her til forældrene om specifikke forventninger til barnets kompetencer ved skolestart og generel beskrivelsen af 0. klasse og SFO. Personalet fra børnehaven beskriver hvad der foregår i storegruppen i børnehaven. Der orienteres ligeledes om kommende overgangsaktiviteter.

3. I november indkaldes forældrene i børnehaven til en samtale om skolestart hvor personalet beskriver deres vurdering af barnets skoleparathed med udgangspunkt i *Kompetencehjulet* (udfyldt ved barnets 4.2. år) og forældre får mulighed for at drøfte eventuelle tvivl om barnets parathed.

4. I foråret gentages mødet med forældrene med udgangspunkt i en fornyet vurdering af barnets parathed med udgangspunkt i en ny anvendelse af *Kompetencehjulet*. Det bliver dette materiale/vurdering der overdrages til personalet i 0. klasse

5. I juni er der det første forældremøde i 0. klasse hvor børnene også deltager. Børnene aktiveres i medieteket mens forældrene får en uddybet beskrivelse af fagene i 0. klasse

Efter skolestart:

1. I august måned er der forældremøde som mere omhandler de praktiske ting: Trivselsråd, indkøb af køleskab, forskellige kollektive aftaler fx niveauet i forhold til gaver til fødselsdage. Forældrene spørger her typisk til spisepauserne, deres varighed og placering.

I forlængelse af den praksis, hvor der overleveres viden mellem Børnehuset og indskolingen/SFO i Aalestrup gennem personalet, er der i interview spurgt ind til forældrenes deltagelse i overleveringssamtalen.

Praksis er, at forældrene bliver bedt om samtykke til, at personalet fra Børnehuset og skolen/SFO kan tale frit sammen. Indskolingslederne præciserer:

De [forældrene] *giver samtykke til, at man må overlevere.*

Personalet redegør for forældrene, hvorfor der er behov for deres samtykke og formålet med overleveringssamtalen. Børnehusets leder udtaler:

Og vi gør dem [forældrene] *klart, at den samtale de har hos os inden, det er de samme ting, vi siger i skolen.*

Forældrene deltager pt ikke i overleveringssamtalerne. Emnet har umiddelbart ikke været diskuteret, men leder af indskolingen siger:

... vi har faktisk snakket om lidt... jeg ved ikke, om vi når det i år, men i hvert fald fremadrettet, at så det planlagt, det er hér vi gør det...

Hvilket understøttes af lederen af Børnehuset:

Vi har jo ikke gjort det... men det kunne være rigtig godt...

I samtale med kvalitetskoordinatorerne senere i forløbet, forlyder det ikke, at der er tiltag på området.

Forældres deltagelse i informationsmøder i Aalestrup organiseres således, at der indkaldes til et forældremøde i november i Børnehuset (dokument 11 indeholder invitation og "Skitse til årsplan"(dokument 14)). Indtil nu, har det været Børnehusets personale, der har informeret om skolens forventninger til børn og forældre. Fremadrettet vil det være indskolingens personale, der varetager denne information. Børnehuset oplever et stort fremmøde, især blandt førstegangsforældre. Børnehusets leder siger således:

Ja, altså jeg vil sige, at førstegangsforældre til skolen, er meget engageret ... Så de synes det er vigtigt [at møde frem]

Mødet bærer præg af informationsmøde, som primært foregår som en præsentation fra personalets side.

Erfaringerne med den hidtidige praksis, hvor indskolingen/SFO inviterer til møde i juni måned (dokument nr. 10), i skolens lokaler, hvor leder af indskolingen og skolens leder informerer om skolens forventninger, bestyrelsesarbejde mm. er ikke så gode. Skolens leder fortæller:

Det [et stort fremmøde] har vi så ikke når vi inviterer... vi har sådan et møde sidst i juni måned ... Jeg har været her i fem, og hvert eneste år, har vi en større andel, der IKKE dukker op.

Ledergruppen konkluderer, at dette er et område, hvorpå der kan arbejdes videre, således at informationen får en ny form:

Skoleleder: Og som ... hun siger, det er en vigtig pointe, at forældrene ser det som et stort skæringspunkt i deres liv, så skal vi også have det rammesat sådan. Så må der også godt være balloner uden for skolen. Det er i dag, at I træder ind som forældre her. I stedet for, at de skal ind og høre en tør leder fortælle.

Under interviewet fremkommer ledergruppen med flere idéer til, hvorledes der kan samarbejdes omkring informationsmøderne, hvilket tydeliggøres af nedenstående dialog:

Børnehusets leder: Men, måske kunne børnehaven også være behjælpelig hér. Man kunne jo godt tænke, at når vi vidste den dato, så er det også os der motiverede forældrene til at komme til det hér.

Skoleleder: Måske vi endda kunne have begges logoer under.

Indskolingens leder: Eller et opslag ovre ved Jer.

Skoleleder: Så en dag I følger Jeres førskolegruppes forældre over, at vi måske kunne få lavet et eller andet...

I Løgstør har man erfaring med forskellige former for møder om skoleparathed.

SFO leder: *Vi har også prøvet at holde det møde, som ellers er normalt ude i børnehaverne, her på skolen. Men det vi har fundet ud af, altså det er det der med at, at have forældrene i de trygge omgivelser, at når de får de her beskeder, så er det bedst at være i den institution, hvor barnet har gået. Så derfor holder vi jo så møderne i Sneglehuset og Kridthuset, og så kommer vi ud og holder oplæg. Det har vi så snakket lidt om nu, i den her proces, at man måske godt kunne lave et helt nyt koncept på det, allerede fra september af, hvor vi så ville fortælle forældrene, hvad det egentlig er vi tænker om barnets kunnen. Og så har vi forældrenes samarbejde i det, i de 9 måneder...*

Børnehaveleder: *Men det var også ud fra den snak om, at vi kan ikke fixe dem. Altså, vi kan ikke gøre dem klar, altså, ...*

I: *Hvad tænker du, er det forældrene du snakker om?*

Børnehaveleder: *Ja, altså lidt den der med at det er altså et samarbejde, at man skal også gøre noget som forældre, og at det faktisk også er en opgave for forældre at få børn i skole. Det kan jeg hvert fald se på de interviews vi har lavet med forældrene, at der er nogen der blev sådan lidt, "Puha der er faktisk også noget man skal huske, med noget gymnastiktøj, og der er nogle bøger man skal have hjem og der er noget" Det var de egentlig ikke helt klar på. Så derfor snakkede vi nemlig om, at det kunne være godt at ligesom, modne dem lidt også, altså den der med at sige, at det er faktisk ikke kun barnet der skal være klar, der er også nogle andre ting. Man skal komme til tiden hver morgen nu. Nu kan man ikke komme kl 9, hvis man har fri en dag, så kan man også lige "ej så hygger vi lige hjemme. Det er også så hyggeligt" at, og det kan være en brat overgang for et barn, hvis man bare har hygget, og kommet kl. 10, nogle gange kl. 8, nogle gange kl. 9, og lige pludselig, vupti, så er det hver dag*

I: *ja. Ja, så bliver man træt henover torsdag og fredag.*

Børnehaveleder: *... det bliver man rigtig, rigtig træt af. Så sådan nogle ting. Ha' det lidt inde i den, øh, og sige så har vi faktisk ni måneder til at ...*

SFO leder: *... at modne dem, ligesom du kalder det*

Samtalen drejer ind på, at forældrene også har mulighed for at støtte hinanden

Børnehaveleder: Og det, det er måske nogen af de ting vi tænker med, og så at forældrene kan begynde at se hinanden i september, når de så mødes rundt omkring. "Nårrh, nårh du har også en som skal i skole," og sådan kan man begynde at møde nogle andre forældre, i stedet for også, forældrene øhh, lukker sig jo også om sig selv. Så det kan jo godt også være en god én, at vi starter noget før, "hov vi er da egentlig i samme båd, vi skal da ha en i skole, ja det bliver da spændende, kommer de i klasse sammen, nej det er der ikke noget der hedder mere, de går jo i A og B hold og i garderobehold og"

Skoleleder: Men det er jo den der sociale kapital som vi snakker så meget om, blandt medarbejderne, men kan man sige, at den skal i princippet også være der blandt forældrene (de andre siger ja) fordi jo bedre alle børnene lykkedes, jo bedre lykkedes deres eget barn også. Så den der med øh, altså når vi har trivselsråd, i skolen øhh jamen så at sige, jamen det er ikke kun deres eget barn de sidder i trivselsrådet for, de sidder der for at skal () for alle børnene. Og den, den dreng der har nogle forældre der ikke mager nogle af de her ting, øhm, knægten med ud til fodbold eller med ud og fiske eller hvad det nu er, så han også kommer af sted og

Børnehaveleder: ... og der vil man nok også lukke sig om sig selv, fordi lidt i gamle dage, der var der nogen der nærmest sådan lidt af sig selv sagde, nåmen vi skal lige huske at have Jens med hver gang, nåmen hvad med Jens er han blevet tilmeldt? Der var der nogen der gjorde det sådan uformelt

SFO leder: Og det, det oplever du ikke mere eller hvad?

Børnehaveleder: ... altså det er sådan, hvor jeg synes, i gamle dage, der var i hvert fald nogen der lige havde øje for at de i hvert fald kom med eller at de fik dem hentet til alle de der arrangementer som der var børn, og så ku man så sige "jamen jeg har Jens med, jamen han var lige med mig og altså," hvordan man lige ku få det sagt, og altså, nu har jeg jo ikke lige sådan så stor føling med det mere, men øh.. det synes jeg sådan jeg oplever. At der er nogen, der ikke kommer.

2.2 Forældreinddragelse

Lav kvalitet

- Der er ikke mulighed for, at forældre kan deltage i pædagogiske aktiviteter
- Der er ikke planlagt forældreinddragelse i forbindelse med børnenes overgange
- Forældrene får ingen viden om, hvilken betydning, de har, for deres børns trivsel og læring
- Forældrene får ingen viden om, hvordan de kan støtte deres børns læring
- Der er ingen informationer på andre sprog

Minimal kvalitet

- Der gives sporadisk mulighed for, at forældre kan deltage i pædagogiske aktiviteter
- Forældrene informeres om pædagogiske og sociale aktiviteter
- Forældrene får sporadisk viden om, hvilken betydning de har for deres børns trivsel og læring
- Forældrene orienteres om skolens/dagtilbuddets mål med brev eller henvisning til hjemmeside

God kvalitet

- Forældre kan nogle gange deltage i pædagogiske og sociale aktiviteter, ved større aktiviteter eller udflugter
- Forældre og personale (pædagoger og lærere) planlægger aktiviteter sammen
- Forældrene har dialoger med personalet om, hvilken betydning de har for deres børns trivsel og læring
- Skolen, SFO'en og dagtilbuddet følger jævnligt i samarbejde med forældrene op på, om barnet når sine læringsmål og vejleder i hvordan forældre kan støtte barnets læring
- To-sprogede forældre informeres på deres modersmål, fx skriftligt eller gennem tolk

Høj kvalitet

- Forældrene kan deltage på egne præmisser i de pædagogiske og sociale aktiviteter i forbindelse med overgange mellem dagtilbud og skole og alle forældre er informeret om mulighederne
- Forældre og personale diskuterer udvalgte pædagogiske og sociale aktiviteter i fællesskab og forventningerne til forældrenes engagement er tydeligt
- Forældrene får forklaringer om hvilke aktiviteter, der foregår. Hvad målet er med dem og hvordan forældrene kan støtte op om lærings- og kvalitetsmålene derhjemme, fx ved at fortsætte aktiviteterne i hjemmemiljøet
- Forældrene får undervisning i teknikker og kommunikative situationer, som inddrager barnet og stimulerer barnets muligheder for læring

I forlængelse af den praksis, hvor der overleveres viden mellem Børnehuset og indskolingen/SFO gennem personalet, er der spurgt ind til forældrenes deltagelse i overleveringssamtalen.

Praksis er, at forældrene bliver bedt om samtykke til, at personalet fra Børnehuset og skolen/SFO kan tale frit sammen. Indskolingslederne præciserer:

De [forældrene] *giver samtykke til, at man må overlevere.*

Personalet redegør for forældrene, hvorfor der er behov for deres samtykke og formålet med overleveringssamtalen. Børnehusets leder udtaler:

Og vi gør dem [forældrene] *klart, at den samtale de har hos os inden, det er de samme ting, vi siger i skolen.*

Forældrene deltager pt ikke i overleveringssamtalerne. Emnet har umiddelbart ikke været diskuteret, men leder af indskolingen siger:

... vi har faktisk snakket om lidt... jeg ved ikke, om vi når det i år, men i hvert fald fremadrettet, at så det planlagt, det er hér vi gør det...

Hvilket understøttes af lederen af Børnehuset:

Vi har jo ikke gjort det... men det kunne være rigtig godt...

I samtale med kvalitetskoordinatorerne senere i forløbet, forlyder det ikke, at der er tiltag på området.

I Løgstør anvendes Kompetencehjulet som omdrejningspunkt for overlevering

SFO leder: Vi bruger så det der kompetencehjul, som øh, kommunen har valgt, ikke også? (de andre siger jo) at i skal arbejde med i børnehaverne. Og det snakkede vi jo meget om, at, det har været en rigtig god måde at få overlevering på, så man både ser det enkelte barn, men også selve gruppen, når vi modtager dem i skolen. Men der har vi så også undervejs, snakket om at det kunne være rigtig spændende hvis, fordi det... det slutter jo ikke kun med overleveringer, fra børnehaven til nulte, så kommer der en overlevering fra nulte til første klasse, og opad igennem systemet, hvor det jo faktisk skulle være rigtig spændende at man havde alle de der ting med, på barnet. Øhh, også hvad det har sagt om, hvad kunne jeg godt tænke mig at være når jeg bliver stor eller sådan noget, altså jeg tænker mere når de kommer op i udskolingen, at det kunne være rigtig spændende.

I: Ja, det kunne det faktisk. Hva, det der, nu siger du det der med kompetencehjulet, er det mundtligt, altså, så sidder i og... i gir dem bare?

Børnehaveleder: Altså, der er en mundtlig overlevering, hvor det der kompetencehjul så ... med Sus og børnehaveklasselederen, og så kommer vi med et stykke papir, hvor kompetencehjulet er på, men de får også en overlevering mundtligt på barnet (de andre siger "ja")

SFO leder: Altså, det er skolen der inviterer til overleveringerne, hvor så at børnehaverne kommer og overleverer mundtligt,

Børnehaveleder: Det er ligesom plottet ind i det årshjul, vi har

Om inddragelse af forældre:

I: Men hvad er, hvad er sådan lige nu og her, kan man så sige, dialogen mellem jer og forældrene, er det sådan. Nu er det der jo f.eks. et ønske, er det så for at sætte lidt mere system i det, eller er det fordi. I har vel et eller andet eller er det spontant I inviterer dem nu, eller? I har vel et eller andet bestemt tidspunkt hvor I møder dem?

SFO leder: Vi har jo her i oktober og november, hvor vi går ud i børnehaverne, hvor der er oplæg fra øh, Line og Lotte som er vores børnehaveklasseledere, og så fra SFO'en og så slutter børnehaven selv af med at fortælle hvad de så gør for deres førskolegruppe, eller for deres store gruppe.

Børnehaveleder: Og der på det møde, hvor det er det med den flyer der bliver udleveret, "Se jeg kan flyve", som vi i hvert fald udleverer her i år. Og den, den kan jeg så godt li'. Fordi der er netop det der til forældrene. Det kan godt være vi har stået og sagt det lidt mundtligt, men øh, nu er det alvor. Det er de der ting de skal. Så allerede der, begynder vi at forvarsle dem om, vi har nogen der skal i skole næste år, til september, og det her det er nogen af de ting, det er derfor vi begynder at gå og øve det, mere, for nede hos os, der starter vi med at, som treårig, når de kommer ind, at forberede dem på at være skoleparate, så har vi et par år til det.

Både Børnehuset og Indskolingen/SFO i Aalestrup har erfaring med børn med anden etnisk baggrund end dansk. Vedrørende skriftligt materiale omhandlende skolestart, er udgangspunktet, at det oversættes til familiernes modersmål. Således opleves det, at en anden etnisk baggrund respekteres. Børnehusets leder udtaler:

Altså, jeg vil sige, at den... den sproglige del af det, arbejder vi med på den måde, at vi får oversat de ting til forældrene, så de ved, hvad det er, vi taler om. Eller også, så indhenter vi en tolk, sådan så de ved, at hvad det er, der er skolens forventninger, hvad forventninger vi har, hvordan det rent praktisk skal foregå at få sit barn skrevet op til skole og komme i skole og alle de her ting. Det har vi tolkebistand til. Men ellers forbereder vi dem ikke på andre ting, end vi forbereder vores egne børn på.

Den sproglige og kulturelle udfordring rejser en række udfordringer i hverdagen. Eksempelvis fremhæver kvalitetskoordinatorerne, at det er vanskeligt at tilkalde tolk med kort frist og familierne kan derfor være svære at inddrage i det daglige organisatoriske overgangsarbejde. Forældrenes måde at håndtere deres ophold i Danmark bærer præg af, at familierne ofte opfatter opholdet som en korterevarende periode i deres liv. Dette stiller både Børnehuset og indskolingen/SFO over for en række udfordringer i hverdagen, som også afspejles i organiseringen af overgangsaktiviteterne. Lederen af indskolingen udtaler således:

I: Så I har en udfordring i at tage hånd om denne hér gruppe børn, også, som er... som er helt særlige?

Leder af indskolingen: Mmmh, Ja, det har vi. Både socialt, men også sprogligt.

Analyse, Tema 2, Samarbejde med forældre i overgangen mellem dagtilbud og skole

En god kontakt mellem personale og forældre er en vigtig stabiliserende og tillidsskabende faktor for børnene. Der afholdes forældremøder om skolestart i børnehaverne, hvor personale fra skolen informerer og der inviteres til møder på skolen/SFO. Personalets erfaring er, at det er tryghedsskabende, at de afholdes i børnehaverne frem for på skolen. De sidstnævnte er i dag heller ikke særlig godt besøgt, hvilket da også foranlediger ledelsesteamet i Aalestrup til at overveje nye former, fx at følge forældrene over på skolen til møder og aktiviteter, ligesom man følger børnene over gennem året og i Løgstør overvejes hvordan man kan hjælpe forældrene, fx ved at etablere forældrenetværk.

Interviewene viser, at ledelsen overvejer forældresamarbejdet og prøver at tage forældrenes perspektiv, fx i "alle de nye opgaver, der følger med, når barnet starter i skole". Interessen for forældrenes perspektiv og viden om hvordan samarbejdet kan understøtte børnenes overgange får personalet til at overveje nye former for og rammer for samarbejdet.

Samarbejdet om overlevering af oplysninger om børnene i forbindelse med skoleparathed/ skolestart synes systematisk organiseret, bl.a. ved brug af Kompetencehjulet. Her, som mere generelt, er der potentiale i at inddrage forældrene endnu mere. Der er ikke tegn på, at skolen, SFO'en og dagtilbuddet følger op på, om barnet når sine læringsmål og vejleder i, hvordan forældre kan støtte barnets læring og trivsel i forbindelse med overgangen.

Samarbejdet med forældrene følger i Løgstør bestemte rutiner, startende i september året før skolestart. Samarbejdet er kendetegnet ved såvel envejs- som tovejskommunikation. Envejskommunikationen ses eksempelvis ved udlevering af pjecer vedr. skolestart samt offentliggørelse af plan for overgangsaktiviteter. Tovejskommunikationen foregår i den kontinuerlige dialogiske udveksling omkring barnet, om dels barnets generelle trivsel dels specifikt vedrørende vurdering af barnets skoleparathed som tager udgangspunkt i *Kompetencehjulet*. Personalet har opfordret forældrene til at involvere sig mere i overgangsaktiviteter, deres holdninger og ønsker hertil men uden nævneværdig effekt. Det pædagogiske personalet har en oplevelse af at forældrenes sparsomme konkrete involvering skyldes dels travlhed dels tillid til at de professionelle kompetent løser opgaven.

Det konkrete samarbejde med forældrene i 0. klasse har i dagligdagen i Løgstør en specifik form. I interview med kvalitetskoordinatorer fortæller kvalitetskoordinator i 0. klasse, at de har valgt at tage imod børn og forældre, når de ankommer om morgenen i stedet for at starte på kontoret med at åbne computer som øvrige kollegaer gør. De modtager her forskellige typer beskeder svarende til dem der blev givet i børnehaven ved aflevering af børn. Personalet i 0.klasse vurderer at denne fortsættelse af en velkendt rutine fra børnehaven letter overgangen til skolelivet for såvel børn som voksne. Denne afleveringsstund har væsentlig værdi for forældresamarbejdet, idet forældrene her direkte inddrages og involveres i barnets læring eksempelvis i form af gode råd i forhold til at stimulere de færdigheder som personalet vurderer med fordel kan trænes hjemme; fx tegne og således træne at holde på en blyant. Forældrene giver udtryk for, at de sætter pris på denne morgenrutine og undrer sig over at den også ikke findes i 1. kl.

TEMA 3. DESIGN AF LÆRINGSMILJØ – I ET KØNSPERSPEKTIV

3.1 Sociale aktiviteter og læringsmiljø i et kønsperspektiv

Lav kvalitet

- Aktiviteter om børns overgange er kønnede, fx må pigerne kun lege med "pigelegetøj" og drengene kun med "drengelegetøj"
- Aktiviteter om børns overgang er sporadiske og adskilte

Minimal kvalitet

- Aktiviteterne er lærer-pædagogstyrede

God kvalitet

- Aktiviteterne er kollektive og samarbejdsorienterede
- En stor del af aktiviteterne tilpasses hhv. drenge og pigers interesser. Børnene må fx selv vælge legetøj
- Lærere og pædagoger er sammen om gennemførelse af overgangsaktiviteter, der er målrettet børnegruppen

Høj kvalitet

- Aktiviteterne er kollektive, varierede og samarbejdsorienterede
- Aktiviteterne tilpasses drenge og pigers interesser og alles interesser og værdier anerkendes
- Aktiviteter om børns overgange udvikles og gennemføres fælles og systematisk og på en måde, så retter sig mod hele børnegruppen. Organisering fx så klasser og grupper sammensættes med stor opmærksomhed på mangfoldigheden i elev/ børnegruppen og tager udgangspunkt i tilpassede elevplaner og tilpasset vurdering (feedback)

Kvalitetskoordinator i 0. kl. fortæller, at der er nogle drenge som har svært ved at koncentrere sig, men det er også tilfældet for nogle piger, selvom hun oplever, at der er en overvægt af drenge. Praksis er ikke på denne baggrund kønnet. Der anlægges et individualiseret perspektiv således at undervisningen differentieres og tilpasses den enkeltes læringsniveau.

Kvalitetskoordinator i et af dagtilbuddene fortæller samstemmende, at aktiviteterne i børnehaven heller ikke er tilpasset hverken drenge eller piger og således ikke baseret på stereotype forestillinger om køn.

Organisatoriske overgangsaktiviteter

Ledergruppen og kvalitetskoordinatorerne i Aalestrup udtrykker i interviewene et ønske om, at temaet behandles, da det opleves, at nogen drenge har svært ved indgå i skolens struktur. Baggrunden hertil udtrykkes således:

I: Men lige netop overgangsaktiviteterne ... har I så tænkt over skelnen mellem pige og drengeaktiviteter i de hér overgangsaktiviteter. Signalerer I noget forskelligt til pigeforældre som til drengeforældre?

Indskolingens leder: Når du så lige spørger sådan lige hér nu, så vil jeg sige, nej det tror jeg egentlig faktisk ikke vi gør, men ubevidst så er jeg faktisk lidt i tvivl, om der er... det er forskelligt mellem om de er piger eller drenge. Aktiviteten er lagt ud... som jeg oplever det, så er det lagt ud til hele gruppen.

Børnehusets leder: Altså de forventninger som børnehaveklassen, SFO'en, har sat op, som man må formode, at børn kan, inden de kommer i skole... Der er ikke forskel på om det er dreng eller pige. Overhovedet ikke. Men det synes jeg faktisk var vigtigt at få kigget på.

På spørgsmålet om, hvorvidt der er opleves forskel på drenge og pigers skolestart, fortæller indskolingens leder:

Dem [drenge, der har svært ved skolestarten] *er der faktisk mange af, i hvert fald de sidste to år, som jeg har været med til. Det er jeg egentlig lidt overrasket over.*

Den samlede vurdering af "Sociale aktiviteter og læringsmiljø i et kønsperspektiv" i observationerne ligger højt, fra god til høj kvalitet. Der er ingen deciderede tegn på at aktiviteter eller interaktioner er kønnede, fx sådan at pigerne kun må lege med pigelegetøj og drenge kun må lege med drengelegetøj. Ingen af de observerede aktiviteter var kønnede, alle var kollektive.

Lærerne på Løgstør skole fortæller, at de udsatte klassedelingen i 0. klasse ca. et halvt år, idet de ønskede at skabe to harmoniske klasser og etablere en sammensætning, som ville skabe en passende balance mellem udfordring og harmoni i et stimulerende og tryghedsskabende læringsmiljø.

Skoleleder: Altså, man kan sige for... for tre år siden, der blev de delt i A og B, alt afhængig af hvor de boede. Det gik vi så fra, der for tre år siden, hvor vi i stedet sagde, at nu betragter vi dem som en årgang, og så bare udgangspunkt at vi vil dele dem i slutningen af børnehaveklassen, nulte klasse ... og det er vi så også gået fra, så nu deler vi dem ikke før, at vi mener, at det giver mening og at det er bedst for ungerne ... Men at vi betragter dem som en årgang, og en storegruppe, og men hvor vi så laver forskellige grupperinger undervejs. Vi kalder det så garderobehold A og B og så, så har vi et ... hold undervejs, hvor de så kommer sammen med forskellige, undervejs. Sådan så at vi, den dag hvor vi skal dele dem i A og B, så, så ved vi hvem det er der fungerer sammen, både socialt, personligt og fagligt.

Pædagogiske overgangsaktiviteter
Der ses ingen differentiering mellem drenge og piger, når Børnehuset gennemfører pædagogiske overgangsaktiviteter. Det ses, at Børnehusets personale tilpasser aktiviteterne til hvert enkelt barn og hver enkelt børnegruppe. Børnene får individuelt relevant hjælp og der skelnes ikke mellem drenge og piger. Der dannes grupper, hvor både drenge og piger deltager på lige fod.

I interviewet med Børnehusets kvalitetskoordinator fremgår det tydeligt, at der er meget opmærksomhed på, at det er det enkelte barns behov, der er i fokus, hvad enten der er tale om en dreng eller pige. Som eksempel på det individelle – og ikke kønnede – perspektiv, observeres, at en dreng får særlig støtte til at opøve koncentration over tid, mens en pige støttes verbalt i at være opmærksom på hendes andel i den lille børnegruppes samarbejde.

Samme tendens ses i indskolingen. Kvalitetskoordinatoren udtaler:

Alle har nået det, de skal, når året er omme, nogen har nået længere, men det er ikke kønsspecifikt, det kan både være piger og drenge

Der lægges også her vægt på, at børnene får udfordringer tilpasset deres individuelle og aktuelle læringsbehov. Under observationerne ses ikke kønnede aktiviteter, men aktiviteter, der er tilpasset hvert enkelt barn og/eller børnegruppen.

Analyse, Tema 3, design af læringsmiljø

Observationerne viser, at institutionerne møder indikatorerne på god kvalitet med en vis variation til både mindre god og til høj kvalitet. Tendensen er, omregnet til en 7-trins Likert-skala: Kridthuset/Løgstør skole 5; Sneglehuset/Løgstør Skole 5; Børnehuset, Aalestrup Skole 6.

Tendensen til, at aktiviteter om børns overgange udvikles og gennemføres fælles og i et systematisk samarbejde mellem pædagoger og lærere, der er målrettet hele børnegruppen og at klasser og grupper sammensættes med stor opmærksomhed på mangfoldigheden i elev/ børnegruppen, vægter højt og trækker i retning af høj kvalitet. Hvorvidt de sociale aktiviteter også er tilpasset børnenes egne ønsker (værdier og behov) er mere usikkert. Det vil kræve længerevarende observationer eller et helt andet undersøgelsesdesign at afdække drengenes og pigernes værdier (både specifikt og generelt).

Alle interaktioner og den forskellighed i karakteren af dem, der kendetegner henholdsvis dagtilbud, SFO og skole og de forskellige voksne børnene møder, påvirker børnene og børnene påvirker dem (Bronfenbrenner & Morris 2006). Der er således god grund til at antage, at når børn generelt påvirkes af det miljø – det læringsrum, der skabes (abstrakt eller konkret) omkring dem – påvirkes også drenge og piger i et kønsperspektiv af den måde pædagogen og læreren opfatter og møder hhv. drenge og piger på.

Hvorvidt det skaber udfordringer for børnene beror dog også på, hvordan påvirkningen i det primære socialisationsmiljø er og har været, dvs. hvad børnene har mødt i hjemmet.

Undersøgelser af sprogpåvirkning viser fx at op til 90 % af det sprog og de sproglige forudsætninger børn har ved 3 års alderen kan relateres til familiemæssige baggrunde og de videreføres og kan identificeres hos børnene ved 10 års alderen (Hart & Risley, 2003).

Det giver grund til at antage, at kønsopfattelser på samme måde grundlægges i familien og er stærkere end de, der møder børnene i dagtilbud og skole.

3.2 Drenge og piger

Lav kvalitet

- Drenge og piger aktiveres hver for sig
- Der er ikke opmærksomhed på det sociale miljø i klassen/gruppen

Minimal kvalitet

- Drenge og piger aktiveres samlet
- Drenge og pigers forskellige væremåder defineres ud fra pædagoger og læreres personlige forventninger og forestillinger om hvordan børn skal være. Fx tales der om, at sådan gør drenge, sådan gør piger ikke o.lign.
- Drenge og pigers væremåder reguleres ud fra de faglige mål for skolestart og vurderinger af test af skoleparathed.
- Børnene får sporadisk feedback på deres væremåde i forhold til den adfærd skolen forventer

God kvalitet

- Børnene bliver aktivt involveret i organisering af deres egen læring i grupper med både piger og drenge
- Drenges og pigers væremåde forstås og anerkendes i deres egen ret
- Drenge og pigers væremåder anerkendes og overgangsaktiviteter organiseres så de udfordrer og stimulerer børnenes ud fra aktuelle udviklingsbehov. Fx opdeling i og differentiering i mindre grupper

Høj kvalitet

- Alle børns væremåde forstås og anerkendes og der udtrykkes tydelige forventninger til mangfoldigheden af væremåder i respekt for fællesskabet. Fx gives ros og anerkendelse for specifikke handlinger over for alle børn
- Drenge og pigers væremåde anerkendes og overgangsaktiviteter organiseres så de udfordrer og stimulerer alle børn. Fx ses det at børnene at engagerede og optagede og at sværhedsgrader af opgaver er tilpasset de forskellige børn
- Børnene får løbende feedback på deres væremåde i forhold til afstemning af deres egne forventninger og skolens forventninger

Indikatorerne vedrørende børnenes forventninger opleves som kompleks at observere over kort tid, da børns egne forventninger er svære at gennemskue. Data giver derfor ikke mulighed for at svare præcist.

Det ses, at der ikke gøres forskel på piger og drenge og alle børn mødes anerkendende og får positiv feedback, når de udviser prosocial adfærd.

I Løgstør arbejdes der i børnehaverne ind imellem med drengegrupper og "slås-kultur" men det er ikke som sådan noget, der tænkes ind i overgangsaktiviteter. Derimod tages hensyn til eksisterende venskaber ved starten i 0. klasse.

SFO leder: Det bliver jo også sagt i overleveringen, hvem der sådan leger godt sammen og de har nogle kammerater og, der kan være nogen som bare kun har en som er vigtig, ... det prøver Lotte og Line at tage hensyn til når de laver gruppen. Men i starten der, når vi starter op på skoleåret, så er de der lige til at starte på, og så går der jo ikke ret lang tid, så bliver de brudt op, og så er de i gang. Men det er lige den der tryghed til at starte på

Børnehaveleder: Ja og vi har set to drenge hvor vi kan se at det er nok godt nok, at de ikke lige kan se hinanden, fordi de er rigtig gode til at spille bold op af hinanden, og tage de der, og pinke den helt op. Så det er rigtig godt hvis de ligesom får hver side af lokalet, men de er rigtig gode og de er rigtig kreative, men de kan altså bare ikke ... "Tør du det, så tør jeg det, og så tør jeg det," og jeg lægger lidt trumf på, og du lægger trumf på, og så kan jeg da lige, og det er sådan hvor vi snakker om, dem skal vi gerne have aktiveret med et eller andet, fordi så kan de finde på selv, og det kan godt være nogen gange, lidt spændende. Så derfor synes jeg jo at det er fint. Og jeg vil også være sikker på at de vil sige, den første dag, "åh hvorfor skal vi ikke sidde sammen? Vi er da bedste venner." Og det tror jeg også at alle andre de tænker. Det ved vi hvorfor.

Analyse, Tema 3, kønsperspektiver
Den generelle vurdering af observationerne peger her på god til høj kvalitet med en lille variation. Tendensen – beregnet på en 7-trins Likert-skala er for tema 3.2: Kridthuset/Løgstør Skole 5; Sneglehuset/Løgstør Skole 5; Børnehuset/ Aalestrup skole 6.

Observationerne afspejler, at der ikke gøres forskel på piger og drenge og at alle børn mødes anerkendende og får positiv feedback, når de udviser prosocial adfærd. Dette er meget betydningsfuldt eftersom flere studier (fx Robinson & Lubienski,

2011; Hansen et al, 2016) viser, at der er større kønsforskelle i læreres og pædagogers subjektive vurderinger af piger og drenge præstationer i skolen end i eksternt vurderede testresultater. Det er altså ikke så meget i læringsresultater som i lærere og pædagogers tilgang til børnene, der optræder kønsspecifikke forskelle.

Et pejlemærke for høj kvalitet er, at børnene anerkendes, som de er og at overgangsaktiviteter organiseres så de udfordrer og stimulerer alle børn. I lyset af forskningen er det vigtigere, at børnene at engagerede og optagede og at sværhedsgrader af opgaver er tilpasset de forskellige børn, som børn, end de er tilpasset henholdsvis drenge og piger. Det, der kan være udfordringen, er måske snarere at give børnene passende feedback på deres adfærd og læring, som børn, og afstemme forventningerne til deres adfærd og læring med dem.

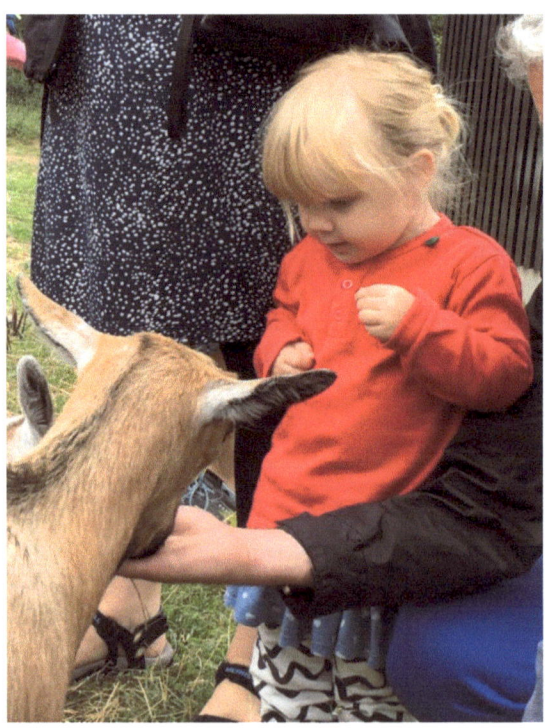

TEMA 4. BØRNENES PERSPEKTIV I OVERGANGEN

Lav kvalitet

- Børnene i dagtilbuddet fortæller ikke om aktiviteter om skolestart og/eller børnene i skole/SFO fortæller ikke om tiden i dagtilbuddet
- Børnene italesætter overgangsaktiviteter som kedelige og de deltager kun, når voksne bestemmer, at de skal deltage
- Børnene giver udtryk for, at de er usikre på, om de har venner i dagtilbud og skole. Dette ses fx ved at mange børn, når der er overgangsaktiviteter med børn fra både dagtilbud og skole/SFO, primært leger alene og holder sig tæt på kendte voksne

Minimal kvalitet

- Efter voksenplanlagte aktiviteter, der er rettet mod overgangen mellem dagtilbud og skole/SFO, høres børnene om, hvad de synes om aktiviteterne
- Børnene kan – på opfordring – huske og fortælle om aktiviteter om overgangen mellem dagtilbud og skole/SFO
- Børnene deltager i planlagte overgangsaktiviteter, når de voksne siger, de skal
- Når der er overgangsaktiviteter leger nogen børn med børn fra andre grupper/0.klasse

God kvalitet

- Nogle børn inddrages i processen omkring planlægning af aktiviteter i overgangen mellem dagtilbud og skole
- Børnene fortæller på opfordring om deres forventninger til overgangen mellem dagtilbud og skole/SFO, med afsæt i konkrete aktiviteter
- Børnene glæder sig til overgangsaktiviteter. Dette ses fx ved at børn udtrykker glæde, når emnet italesættes af voksne og at de gerne deltager i overgangsaktiviteter
- Når der er overgangsaktiviteter, leger de fleste børn med børn fra egen institution/klasse

Høj kvalitet

- Børnene er medbestemmende i processen omkring valg af aktiviteter
- Børnene i dagtilbuddet fortæller uopfordret om deres forventninger om skole/SFO med afsæt i konkrete aktiviteter og/eller børnene i skolen fortæller uopfordret om tiden i dagtilbuddet
- Børnene udtrykker glæde, forventning og positiv spænding om overgangen mellem dagtilbud og skole/SFO. Dette ses fx ved at glæden udtrykkes spontant og umiddelbart og at børn både deltager i- og foreslår gentagelse af aktiviteter
- Når der er overgangsaktiviteter, leger børnene med forskellige børn, opsøger nye venskaber og kan rette opmærksomhed mod både kendte og nye voksne

Observationerne viser at børnene i Aalestrup generelt ikke er inddraget i planlægningen af overgangsaktiviteter. Børnene selv blander sig på kryds og tværs (0.klasse og børnehavebørnene). De kender hinanden fra tidligere overgangsaktiviteter og derfor ses ikke, at de "opsøger nye venskaber". I en af observationerne spørges børnene fra dagtilbuddet af lærerne i 0. klasse om, hvad de har syntes om dagens aktiviteter. Børnene svarer, at de synes, at det har været sjovt.

Overgangsaktiviteterne i Løgstør gøres løbende til genstand for dialog i såvel dagtilbud som i 0. klasse Børnene fortæller gerne på opfordring om aktiviteterne og anlægger generelt et positivt syn på disse. Under overgangsaktiviteterne blander børnene sig uopfordret på kryds og tværs med hinanden, således at børnehavebørn og børn i 0.klasse tydeligt søger hinandens selskab.

Organisatoriske overgangsaktiviteter

I spørgsmålet omkring hvorvidt børn er medbestemmende i processen omkring valg- og planlægning af overgangsaktiviteter, lægger både Børnehuset og indskolingen/SFO i Aalestrup således frem, at der er tale om aktiviteter der er planlagt af-, styret af- og gennemført i kraft af voksnes initiativ. Børn spørges ikke om forslag til aktiviteter og medinddrages ikke i idé- og/eller planlægningsfasen.

I: Så går jeg lidt videre til børnenes perspektiv igen med fokus på de hér overgangsaktiviteter. Har I nogen eksempler på, at børn er med til at bestemme, hvad det er, der skal foregå i overgangsaktiviteterne?

Børnehusets leder: Altså ikke hos os, der er det voksenstyret… Det er det.
Skolens leder: Det er det også hos os.

Børn i Børnehuset kan huske, at de har været på besøg i skolen. De er tydelige omkring, at det er de voksne, der bestemmer, hvorvidt de skal på besøg og hvad der skal ske på besøget. Børnene (B) fortæller:

I: Men når det nu er, at I har været på besøg ovre på skolen, hvem er det så, der bestemmer at I skal over på skolen?
B: De voksne i børnehaven
I: Hvem er det der bestemmer, når det er at I skal på besøg ovre på skolen?
B: Det er de voksne
I: Det er de voksne. Hvem bestemmer hvad I skal lave når I er på besøg ovre på skolen?

B: Det er lærerne
I: Kan I selv være med til at bestemme noget?
B: Hmm naaaarj

Børnene åbner op for, at de kan være medbestemmende inden for nogen rammer, som er udstukket af voksne:

I: Hvem bestemmer hvad I skal lave, når I kommer over på skolen?
B: De voksne
B: Altså os! Vi må selv bestemme om vi vil være i puderummet eller inde på legepladsen

Dette er i overensstemmelse med ledelsens indtryk af, hvordan rammerne for overgangsaktiviteter er struktureret. Det udtrykkes af ledelsen således:

I: Lægger I mærke til nogen ting, som børnene er optagede af, og så tager fat i dem og planlægger overgangsaktiviteter ud fra dem?
Børnehusets leder: Nej ... så kan børnene godt sætte nogle rammer for, hvad der skal foregå. Men i selve overleveringen herover til, dér er det altså voksenstyret. Det er personalet, der styrer det.
I: Så det foregår faktisk primært i blandt de voksne. Men når aktiviteterne løber på banen, så sætter de voksne nogle rammer, som børnene kan få lov til at udfylde?
Børnehusets leder: Ja!

Børnenes oplevelse af medbestemmelse er således i overensstemmelse med personalet og ledelsens oplevelse.

I et af interviewsene med pædagoger i dagtilbud i Løgstør oplyses, at de ikke har nået at tale om dagen med børnene før interviewet, men at de generelt ved frugten dagen efter en overgangsaktivitet taler om den.

Pædagogiske overgangsaktiviteter
Kvalitetskoordinatoren i Børnehusets fortæller, at Børnehusets personale spørger ind til børnenes oplevelser efter besøg i skolen/SFO og er lydhøre over for deres oplevelser via daglig dialog. Dialogen er ikke systematiseret i fx børneinterview. Børnene husker generelt ikke, hvad der er foregået i de gennemførte overgangsaktiviteter, eksemplificeret ved deres fortællinger om "historie af en ældre elev".

Når børnene deltager i voksenplanlagte pædagogiske overgangsaktiviteter i Børnehuset i form af lege og udfordringer, der fx er rettet mod koncentration, hukommelse og sociale færdigheder, er det tydeligt at observere, at personalet er lydhøre over for børnenes oplevelser. Dette ses fx ved at personalet guider børnene verbalt, spejler børnenes oplevelser og går i dialog omkring børnenes optagethed. Børns umiddelbare oplevelse omkring de pædagogiske overgangsaktiviteter inddrages således under hele aktiviteten.

Analyse, Tema 4, Børnenes perspektiv
Vurderingen af dette tema viser en del variation mellem 4, der ligger lige under "god kvalitet" og 2, der ligger mellem "lav og minimal kvalitet". Omregnet til en 7-trins Likert-skala er tendensen: Kridthuset/Løgstør Skole 4; Sneglehuset/Løgstør Skole 4; Børnehuset/ Aalestrup skole 2

Det er udpræget, at personalet prøver at indtage et børneperspektiv, men ligeså udpræget, at det ikke sætter sig særlige spor, fx ved det børnene husker om overgangsaktiviteter. Især eksemplificeret i børneinterviewet, hvor de spørges, om de kan huske, der har været nogen børn ovre fra skolen på besøg børnehaven? "Hmm niks! Niks. Ingen skolebørn her ".

Børnene kan, men tilsyneladende kun på opfordring, huske og fortælle om aktiviteter om overgangen mellem dagtilbud og skole/SFO

Når spørgsmålet rejses igen i børnefokusgruppeinterviewet i indskolingen i Aalestrup (afholdt i september 2016) fortæller stort set alle børn, at de savner Børnehuset, både de voksne, de andre børn samt rummene og legepladsen.

Det observeres, at børnene fra Sneglehuset i Løgstør spørges af lærerne i 0. klasse hvad de har synes om dagens aktiviteter. Børnene svarer, at de synes at det har været sjovt. Af interview med kvalitetskoordinator i Sneglehuset fremgår det, at børnene altid spørges til om besøg i skolen har været sjovt uden dog at de dog spørger nærmere ind til det. Interview med børnene i Sneglehuset foregik dagen efter besøget i skolen, hvorfor denne aktivitet fremstod ganske tydelig i deres erindring. Af senere interview fremgår, at flere af overgangsaktiviteterne huskes – fx venskabsturen i skoven.

Kvalitetskoordinatoren for 0. kl. fortæller, at de nuværende børn i 0.kl ser frem til besøg fra børnehaven idet de genser gamle kammerater og kendte voksne.

TEMA 5. EN VIS KULTUREL LIGHED MELLEM F.EKS. ORGANISERING, PÆDAGOGIK OG LÆRINGSFOKUS

Lav kvalitet

- Der er ingen dialog med børnene om, hvad målet med overgangsaktiviteterne er, fx at stifte bekendtskab med de krav, de mødes med i skolen
- Overgangsaktiviteterne, formidles ikke gennem dokumentation i hverken institution eller skole, fx gennem arbejde med barnets bog/kuffert el. lign, fælles projekter
- Der ses ingen tegn på måder at organisere børns samarbejde på tværs af dagtilbud og skole/SFO gennem fx børne-/skolekammerat

Minimal kvalitet

- Overgangsaktiviteterne formidles sporadisk. Fx på skole- intranet eller brev til forældre
- Der ses enkelte tegn på måder at organisere børns samarbejde på tværs af dagtilbud og skole/SFO gennem fx børne-/venneordning

God kvalitet

- Børnene og personalet (pædagoger og lærere) planlægger overgangsaktiviteterne sammen
- Der er systematisk fokus på overgangsaktiviteter. Det ses fx i kalender eller på opslag, i folder
- Der er faste procedurer for måder at organisere børns samarbejde på tværs af dagtilbud og skole/SFO. Fx formidles de gennem synlig dokumentation, på sociale medier etc.

Høj kvalitet

- Der er høj grad af dialog og refleksion med børnene om, hvad målet med overgangsaktiviteterne er
- Overgangsaktiviteterne formidles gennem tydelig dokumentation og personalet (pædagoger og lærere) søger at fange børns opmærksomhed til fælles refleksion
- Børnene samarbejder på tværs af dagtilbud og skole/SFO med høj grad af venneordning og integrereret voksenstøtte. De har fx "venner i 6. klasse"/ indskolingskammerater o.lign.

Organisatoriske overgangsaktiviteter

Børnehusets grupperum for de ældste børn bærer præg af, at der er tale om et grupperum, der er indrettet til børn, der er på vej i skole. Der er bogstaver på væggene og spil på hylderne, der kan bruges pædagogisk til at udvikle koncentration, turtagning og hukommelse. I interview med kvalitetskoordinator i skolen gøres der opmærksom på, at der foregår et samarbejde mellem Børnehuset og indskolingen, således at der bruges bogstaver og tal i samme formatering. I børneinterviewene (foretaget i indskolingen) fortæller nogle få børn, at de genkender spil i klasselokalet fra Børnehuset.

Idet Børnehuset primært fokuserer på pædagogiske overgangsaktiviteter, som fx udvikling af sociale færdigheder, turtagning, koncentration mm (interview med kvalitetskoordinator i Børnehuset) ses derudover ikke andre artefakter, som direkte relaterer sig til indskolingen. Dette er i overensstemmelse med indskolingens vurdering af, hvad der er vigtigt at fokusere på. Kvalitetskoordinatoren i indskolingen siger:

Det er vigtigst for børnene, at de har lært at koncentrere sig og tage hensyn til hinanden. Vi skal nok lære dem at skrive bogstaver, bare grundlaget er i orden.

I indskolingens klasselokale ses umiddelbart ikke artefakter, som relaterer til børnenes tidligere hverdag i Børnehuset. Der findes fx ikke billeder af børnene i Børnehuset eller der arbejdes ikke videre med materiale, som har været brugt i Børnehuset (fx 'skolemapper', børns portfolio e. lign.).

Dette kan ses i relation til, at stort set alle børn udtrykker et savn af Børnehuset (se tidligere). Det kan antages, at såfremt der fandtes fysiske markører af børns oplevelser i Børnehuset, ville det i højere grad være naturligt at være i dialog om deres oplevelser i Børnehuset og derved kunne der skabes større sammenhæng i og for børnenes erfaringer med overgange mellem de to verdener. Børnehavebørnenes forældre får i et tilfælde formidlet stunden omkring den frie leg (i forbindelse med en fælles overgangsaktivitet) via billeder af den, som placeres på Facebook, hvilket kan understøtte, at forældrene kan hjælpe børnene med at huske oplevelsen.

I Løgstør samarbejdes systematisk om overgangsaktiviteter. Det ses i, at der er udarbejdet adskillige foldere og opslag til forældre om forberedelse til skolestart. Der er også, som det ses under tema 1, et stort antal aktiviteter, hvor børnehavebørn og 0.klasse deltager sammen (skovture og gensidige besøg). Børnehaverne benytter også sociale medier til at dele fotos fra aktiviteterne.

Der arbejdes med overgange både i form af grupperinger af de store børn, ugentlige besøg i lokaler på skolen (mini-sfo?) og i form af et alment skoleforberedende sigte fra børnene starter i børnehaverne.

Børnehaveleder (souschef) fortæller i1.interview: *I gamle dage, der havde man en skolegruppe der startede, hvor de var sammen i et år. Men, ja. Men det gør vi ikke mere. Og så efter at vi er kommet herop, og lige rendte rundt og ledte efter lidt lokaler og sådan, vi havde lige nogle udfordringer på nogle punkter. Og så det der med og... og kun lige skal tage, tage skolebørnene med der en gang om ugen og de der ting, det må jeg sige, det var vi noget udfordret på.*

I: Fordi at?

Børnehaveleder: Jamen fordi det var en ny struktur i det, og at personalet skulle tænke anderledes. Øh igen, den der tanke med at de starter her, vi gør dem skoleparate fra når de er tre år, ik. "Nej de er da små når de kommer her, nej de er store når de kommer her." Altså at få vendt den der skude, og så til. Og den der med at forstå, at, jamen det er jo ikke kun de der skolepædagoger der har børnene én gang om ugen, der skal gøre de her børn skoleparate, det starter vi med alle sammen hernede, nu kalder jeg det på linje, fordi vi ligger der, på linje alle sammen. Linjen gør de her skolebørn skoleparate, og så tager de dem, de her dem op, og begynder mere at forberede dem på. Jeg synes først der faldt ro over dem (personalet), her, ja jeg var lige ved at sige efter efterårsferien, var vi ikke så langt henne?

SFO leder: Jo, det tror jeg.

Børnehaveleder: Der er først sådan begyndt at falde ro over dem, og jeg kan mærke, at øh, at nu begynder de at arbejde med det jeg gerne vil.

SFO leder: Der er nogle nye tanker, der skal tænkes om det med overgangsaktiviteter gennem hele året

Der er dog også specifikke aktiviteter hvor personalet har tænkt på det med kulturel lighed.

Børnehaveleder: Lige nu der arbejder vi hvert fald rigtig meget med også at øhm... vi dropper egentlig vores eftermiddagsmad og formiddagsmad, altså de kan ligeså godt øve de tre madpakker, fra børnehaven af. At det egentlig bliver en rutine, fordi

... de skal have tre heroppe (på skolen). Og det... og også fordi der går rigtig meget tid fra egentlig pædagogtid, til egentlig at lave det der eftermiddagsmad, og frugten og det. Så har vi egentlig snakket om, jamen det var da på en eller anden måde fint med en rød tråd, ... så børnene der skal gå ind med deres madpakker i de forskellige ... Så har de allerede den øvelse

I: altså er det for hele børnehaven, eller er det for nogen af børnene?

Børnehaveleder: Det hele. Ja altså det er svært bare at lave for... ja, jamen, nej. ja men det er ligesom for hele, man øver sig faktisk fra man er helt lille, i at det er tre madpakker. Om formiddagen, eftermiddagen og den til frokost er så den store.

Børnehaveleder: Det koncept tager vi. De har det hele med hjemmefra. Frugt og formiddagsmad i en kurv og så to køleskabe, en til madpakken og en til middagsmaden. () (.) Igen det der noget med ligheder. Jamen der skal også være en forskellighed i at komme herop. Tænker jeg nogen gange ... altså hvad er vores forskelligheder?

Børnehaveleder: Vi har jo læst nogen steder her, at børnene synes der sker det samme i børnehaven som der sker i skolen. Der må da også, der må da også være lidt forskellighed ... Nu er de jo kommet et andet sted hen.

Børnehaveleder: Altså, jeg tænker jo nogen gange på, at det er jo også fedt, at der er noget man kender. Men at jeg tænker, det er ligesom sådan lidt et trin op af trappen. At man stepper lige et skridt op. Altså, man gør det lige en lille smule sværere, man løfter lige barren lidt for dem. Men nogen gange så er det lidt fedt, hvor man kan sige sådan, ej det her det kender jeg. Jeg er lidt på hjemmebane.

Børnehaveleder: Jamen det kan vi jo, fordi vi sender robuste børn af sted

Børnehaveleder: Men stadigvæk at, ligesom vi snakkede om, at de skal gerne kunne bogstaverne og de skal gerne kunne tælle, altså, kunne tallene, og lidt mængde. Det der, som jeg siger, det der med at kunne en remse, jeg kan tælle til ti "1 2 3" vi kan lige synge, godt synge mariehønen, men at man ligesom begynder at tælle, hvor mange røde spande har vi på legepladsen? Fire. Hvor mange gule har vi så? Og så det der med mængden, ligesom kan se mængden og tallene og regne det sammen og... nu har vi ti så. Ja! Det er rigtigt! Den synes jeg at, det er lidt fedt, at de sådan kommer derind og så kan man både minus dem og man kan gange dem og man kan dividere dem. Det ligesom kommer et step op ik, altså det... men, men jeg synes det er fedt nok, lige at give dem lidt en platform, hvor de ligesom tænker "Jaja, det kan jeg det her. Det har jeg set og det kan jeg" og så bliver det lille up, så skal dem der bare synes de har helt styr på det, de skal lige en tak længere op. Barren bliver lige løftet lidt højere.

Børnehaveleder: Men der kan vi jo ikke være uenige. Men derfor, nu snakker vi om at i, I begynder også med madpakker, det kan de lige så godt få lært, og sådan nogle ting der er jo.

SFO leder: Det er jo da i hvert fald en lighed

I: hvad så med sådan noget som makkerordninger? Har I sådan, har I noget af det, eller tænker I at det kunne være en mulighed, eller? Ser I noget i det, eller? Altså makkerordninger på den måde at, nogen gange har man jo sådan noget med at, der kan være en fra første eller anden, eller en lidt større klasse, der ...

SFO leder: Det har vi jo

Skoleleder: Det har vi i nulte årgang, de har læsemakkere.

SFO leder: Fra anden klasse ... altså så har de dem i to år, når de kommer i nulte. Så har de dem både i anden og i tredje. Og så, starter man på ny.

I: Og så mødes de et par gange om ugen?

SFO leder: Ja, de mødes omkring noget IT og noget læsning og... ja.

Skoleleder: Ja, det er sådan det der er lige nu, og så de kommer tættere sammen ... Det er noget børnehaveklasselederne aftaler sammen med lærerne, der så har den anden årgang.

Pædagogiske overgangsaktiviteter
I indskolingen bruges en særlig rutine fra børnehaveklasselederen, for at opnå ro i klassen. Børnene i Børnehuset fortæller om 'hånden og klappene' på følgende måde:

B: Men man skal tie stille i skolen

I: Man skal tie stille inde i klassen

B: Ja når du skal sige noget

*B: Og så er der nogen der gør sådan her *klap, klap, klap* og så klapper de tre gange*

*I: Skal vi prøve? *klap, klap, klap* hvad betyder det?*

B: Det betyder stille, og så gør børnene også det og så er det at alle børnene tier stille

I: Er det en regel der er ovre i skolen?

B: Ja for de må jo ikke sige noget

I: De må ikke sige noget. Nu prøver vi lige så

B: Også uden nogen der taler

*I: Så først gør læreren sådan her *klap, klap, klap**

B: Og så gør børnene det

I interview med kvalitetskoordinatoren fra indskolingen inddrages denne 'stille-markør' som et eksempel på, hvordan der fremtidigt kan skabes genkendelighed for børnene, ved at samme markør overføres til Børnehuset.

I et af dagtilbuddene i Løgstør var der adskillige materialer, der kunne forbindes med overgangsaktiviteter; Bogstaver på væg med billede som startede med det pågældende bogstav, bogstaver hængende i vindue, et stort ur hvor hver 5. min var markeret med rødt pap med tal på. Der var ligeledes et whiteboard med angivelse af år, årstid (med billeder), ikoner til angivelse af vejret, måneder angivet på pap – i midten er så placeret de relevante markører for den pågældende dag. Og mange andre lignende materialer. På køleskabet var der et billede af en hånd (stillemarkøren):

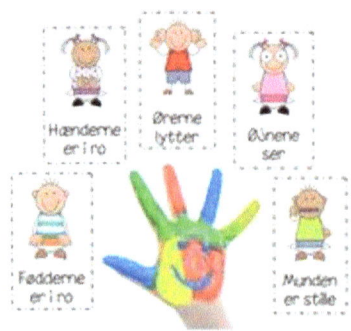

Personalet i 0. klasse Løgstør anvendte samme "stille-markør" som børnene alle således kendte til fra børnehaven: En hånd blev rakt i vejret og der blev sagt 5, som betød: *Fødderne er i ro, hænderne er i ro, ørene lytter, øjnene ser, munden er stille.*

I det andet dagtilbud var der relativt mindre plads. Børnehaven fremstod tom/opryddet og der var ikke præsenteret den type materialer forbundet med overgangsaktiviteter som sås i det andet dagtilbud. Rummene havde ingen nævneværdige materialer stående fremme, der var borde placeret op langs væggene og ved hvert bord var der placeret stillemarkøren. Af interview med pædagog fremgår det, at de to gange om ugen tager div. skoleforberedende materiale frem som de store børn så har adgang til og arbejder med. Disse materialer står ikke frit tilgængelige ellers.

Analyse, Tema 5, En vis kulturel lighed
Tendensen i observationerne om kulturel lighed på tværs af dagtilbud, skole og SFO er, at kvaliteten ligger på samme niveau for alle deltagere, nemlig god kvalitet.

Der er systematisk fokus på overgangsaktiviteter, hvilket ses ved udarbejdelse af planen for disse samt udarbejdelse af diverse foldere om forberedelse til skolestart. Der har været indtil flere overgangsaktiviteter hvor 0. klasse og børnehavebørnene har deltaget sammen (fx skovtur og gensidige besøg). Dokumenterne, der har været tilgængelige for projektet, understøtter det konkrete samarbejde om overgange og anviser forskellige metoder (skabeloner for), der kan medføre, at der kommunikeres om og med en fælles begrebsramme.

Den fælles kommunale folder om skolestart (12) understøtter det professionelle samarbejde ligesom pjecer i områderne, der handler om eller indskriver "gode overgange" (4 og 10), der uddeles til alle forældre, tjener både til at klarlægge og fastholde overgangsaktiviteter og som kommunikation med forældre. Der signaleres her igennem samarbejde og fælles forståelse.

I interviewsene træder forskellige opfattelser af henholdsvis dagtilbuddets og skolens opgave dog frem. Der synes at være – som der også henvises til i lovgivningen – en opfattelse af, at læring i forhold til bestemte kundskaber, det tager skolen sig af, og læring i forhold til skoleparathed mere generelt, det tager dagtilbuddene og SFO'en sig af. Med henvisning til klassiske kulturbegreber (fx

Schein) kommunikeres en fælles kultur udadtil mens det egentlige værdigrundlag for institutionerne virker aktivt indadtil.

Generelt:

• Højkvalitetsinstitutioner øger børnenes skoleparathed og udbyttet af undervisningen i skolen på lang sigt.

• Skoleparathed omhandler hovedsageligt børnenes evner, interesse (motivation) og sociale adfærd.

Hvad kan vi tage med i praksis:

• Gruppestørrelser, normering, personalets faglighed og uddannelse, legebaseret læring og barn-voksenrelationer har betydning for børnenes skoleparathed ved overgangen til skolen.

• Sociale evner og at kunne skabe positiv kontakt med jævnaldrene før skolestart er afgørende for senere at kunne opnå skolemæssig succes.

• Socialiseringsprocessen læres i dagtilbud, gennem leg, grundet legens indlejrede muligheder for at afprøve forskellige sociale roller og regler (EVA, 2016)

6. VURDERING AF DIALOGVÆRKTØJET

Der er i projektet arbejdet med og udviklet et nyt dialogværktøj (KVALid/med fokus på overgange mellem dagtilbud og skole og SFO), der lægger op til en forskningsinformeret dialog om kvalitet i de pædagogiske processer inden for fem temaer:

1. Sociale relationer, der forbinder miljøerne i dagtilbud og skole
2. Samarbejde med forældre i overgangen mellem dagtilbud og skole
3. Design af læringsmiljøer – herunder et særligt fokus på kønsperspektivet.
4. Børnenes perspektiv i overgangen
5. En vis kulturel lighed mellem f.eks. organisering, pædagogik og læringsfokus

Vurderet på de præmisser KVALid opstiller, og som er udfoldet i udsagn, der kan læses og observeres som tegn på høj kvalitet i læringsmiljøet, er målene for kvalitet for temaerne 3, 4 og 5 mødt med et beregnet gennemsnit på 5 (4,9) hvilket er lig med god kvalitet.

Der er tænkt i design af læringsmiljøer på et godt fagligt niveau, personalet forsøger at tage børnenes perspektiv og der er mange kulturelle ligheder og passende forskelligheder mellem dagtilbud, skole og SFO.

Gennem observation med evalueringsværktøjet har observatørerne vurderet kvaliteten. Det kan fremadrettet give anledning til dialoger i de enkelte dagtilbud, skoler og SFO'er og på tværs, om, hvordan arbejdet med overgange mellem dagtilbud og skole/SFO kan styrkes yderligere.

På denne måde kan KVALid umiddelbart anvendes som dialogværktøj og som led i kompetenceudvikling.

Observationerne kan imidlertid ikke stå alene.

En undersøgelse af indikatorernes udsagnskraft i forhold til hinanden ved hjælp af en analyse[9], der viser hen til fordelingen af ordnede, overlappende og uordnede udsagn, vil givetvis vise, at nogle temaer har uordnede udsagn.

Som ordnede udsagn betegnes de, der rangerer relativt lavere på en skala, fx lav kvalitet og ikke empirisk kan estimeres højere end udsagn i den næste skala, god kvalitet.

Som overlappende betegnes de udsagn i en skala, hvor konfidens intervallet af indikatorer overlapper hinanden, dvs. når et udsagn om lav kvalitet i udpræget grad forklarer det samme som det næste udsagn om høj kvalitet.

Som uordnede betegnes de skemaer, hvor der er udsagn om fx god kvalitet, der er "sværere" at opnår end udsagn i de næste rækker om høj kvalitet (Gordon et al, 2015). Der er således ikke nødvendigvis fejl i item-respons-teorien, der udpeger indikatorerne, men i den indbyrdes placering i de enkelte skemaer.

Dialogværktøjet KVALid og ERS

KVALid er som nævnt ikke et ERS-værktøj (Environment Rating Scale[10]). KVALid bygger på en forståelse af kvalitet, der er udviklet i en skandinavisk kontekst, der er bærer af en udpræget socialpædagogisk frem for en læringspædagogisk tilgang, men hvor begge tilgange i deres rene former er lav eller minimal god kvalitet. Det er kombinationen af de to tilgange, udfoldet i et anerkendende og ressourceorienteret perspektiv og med det pædagogiske personale, som de, der har ansvaret for kvaliteten af de pædagogiske processer, der leder hen til god og høj kvalitet.

God kvalitet er børnecentreret og inddrager et børneperspektiv. Høj kvalitet ses hvor det pædagogiske personale møder børnene med pædagogisk bevidsthed og indsigt i børns intentioner og interesser og forholder sig nysgerrige over for børns spørgsmål. De inddrager børns perspektiver og er både omsorgs- og læringsorienterede i deres tilgang til børnene.

Observations- og interviewguiderne, der har været anvendt i projektet, har givet belæg for en klarere indsigt i forskellene mellem Environment Rating Scale værktøjer og UCN's dialogværktøj KVALid. Disse kan opstilles skematisk:

---

[9] Fx Rasch Item Bundle Model

[10] http://www.ersi.info/index.html

	ERS-materiale	KVALid – gode overgange
Metode	Kvantitativ metode, der via observation, scoring og rating måler kvalitet i dagtilbud	Kvalitativ metode, hvor pædagoger og lærere internt vurderer egen praksis og dennes kvalitet
Anvendelse	Metoden bruges af eksterne observatører Det er et måleinstrument	Metoden bruges internt Det er et dialogværktøj
Formål	Formålet er at vurdere praksis i en kommune på en måde, der kan anvendes i forskning (komparativt nationalt og internationalt) samt på policy-niveau	Formålet er at skabe et fælles udgangspunkt for dialog om praksis (kommunalt/lokalt) – et fælles sprog og dialog om udfordringer og muligheder i praksis, der kan anvendes i pædagogisk praksisudvikling og som led i fagligt tilsyn
Form	Matrix med indikatorer, der scores og sammentælles	Matrix med indikatorer, der guider dialog om praksisudvikling
Indhold	Skemaerne er lavet til observation og indeholder derfor observérbare tegn på kvalitet i dagtilbud, der kan måles. ERS-materialet bygger primært på amerikansk forskning, som kan anvendes til sammenligning internationalt af struktur,	Skemaerne er udviklet med udgangspunkt i kvalitative tegn på kvalitet i pædagogisk praksis, og kan ikke anvendes til kvantitative målinger KVALid materialet bygger på den forskning, som vi i Danmark anvender i relation til den skandinaviske velfærdsmodel og som kan anvendes til dialog om lokale kvalitetsstandarder inden for

	organisering og processer i før-skole-institutioner Værktøjet et statistisk reliabel og valid	organisatoriske og pædagogiske overgangsaktiviteter
Forskningen bag og udviklingen af skemaerne	Amerikansk forskning, udviklet af amerikanske forskere	KVALid skemaernes indhold er udviklet og formuleret fra bunden af medarbejdere hos UCN, der med afsæt i egne udarbejdede litteraturreview formulerer udsagn om kvalitet. Forskningen tager afsæt i den bedst tilgængelige viden (og i interaktionistisk perspektiv) – herunder primær forskning fra bl.a. Danmark, Norge, Sverige, Tyskland og England

ERS-linjens værktøjer er som nævnt pålidelige. De giver et meget sikkert billede af den aktuelle status, målt ud fra værktøjets kvalitetsstandard og kriterier. De kan ikke ændres uden at de mister pålidelighed, men der kan godt anvendes udvalgte skemaer/temaer.

I anvendelse i en kommune er KVALid-skemaerne altid udviklet i tæt samspil med den specifikke praksis – dvs. at overskriften på temaerne er valgt ud fra kommunens strategi og politik for dagtilbud, relevante fokusområder og praksis på området. Efter UCN's udvikling af de enkelte skemaer, har skemaerne været ude blandt pædagoger og pædagogiske ledere, hos studerende, fagfæller mv., der har givet feedback på indholdet – både skriftligt og på dialogmøder, hvorefter feedback'en er indarbejdet i skemaerne, inden de endelig skemaer er klar til dialog om udvikling af praksis. Temaer og skemaer i KVALid kan ændres efter behov, i forhold til formål i en aktuel kommune, i forhold til ændret praksis eller lovgivning og i forhold til ny viden. KVALid valideres på den måde gennem feedback fra praksis og på baggrund af ny forskningsviden, det vil sige det er validt forstået som præcist, begrundet og meningsfuldt, men det kan ikke anvendes til at måle med, det er ikke reliabelt.

I nærværende projekt i Vesthimmerland kan den forskningsbaserede udvikling af tegn på kvalitet, der relaterer sig til de fem temaer, operationaliseres (formuleres) som udsagn, der rammesætter dialogen om overgange. Dermed svares på spørgsmålet om, hvad kvalitet i overgange er.

Kvaliteterne inden for de fem temaer bliver synlige, de kan vurderes og diskuteres, og de angiver en retning for de pædagogiske processer. Dermed svares på spørgsmålet om, hvordan kvaliteten kan ses. På spørgsmålet om hvordan kvaliteten kan måles er svaret, at det kan den ikke med KVALid. Dels fordi der ikke foreligger et reliabelt værktøj og heller ikke med projektet er udviklet et værktøj, der kan måle kvalitet i overgange. Værktøjet kan angive en retning for høj kvalitet og det kan lægge op til dialog om kvalitet.

Hvilken effekt har projektet så haft for den indholdsmæssige kvalitet og for samarbejdet om overgange mellem børnehave og skole?

Ifølge personalet selv er der sket forandringer, både i forhold til samarbejdet mellem de professionelle og i praksis. Projektet har medført et øget fokus på arbejdet med overgange og der er igangsat en række initiativer, der forventes at kunne udbredes over hele kommunen.

En særlig opmærksomhed for forskningen har været, hvordan der i nærværende projekt kan udvikles et dialogværktøj KVALid med fokus på overgange mellem dagtilbud og skole, hvor der kan registreres en transformation af viden fra forskningen til praksis og fra praksis til forskning. Fra praksis har der været mulighed for at øve indflydelse på indikatorerne. Der har været afholdt en udviklingsdialog hvor alle tovholdere og ledelsen gav feedback til de første udkast – inden observationerne blev foretaget – og en udviklingsdialog i hvert område – i slutningen af projektperioden, hvor projektets fund blev diskuteret og hvor der var opmærksomhed på, hvordan konceptualiseringen af dialogværktøjet i praksis har påvirket pædagogernes professionelle dømmekraft og praksis.

Uddannelsesforskningen herhjemme skifter i disse år form og funktion, den er i stigende grad empirisk og den bruges i tæt samspil med praksis, uddannelse og politik (Nordahl & Hansen, 2016). I de danske kommuner og i praksis i dagtilbud og skole ønsker man selv i stigende grad at vide, om det, man gør, virker, og man ønsker, at praksis er informeret af forskningsviden (Qvortrup, 2013).

Professionsuddannelserne har pligt til at anvende forskningsviden i deres arbejde i såvel undervisning som i udviklingsprojekter, men uddannelsessystemets– herunder også dagtilbud og skole – evne til at lade sig informere, og at implementere og bruge denne viden, er stadig relativt svag (Levin 2013, s.17).

Det kan være svært at finde, vurdere og blive enige om, hvad der tæller som forskning, hvor det kommer fra og hvorvidt det har relevans for det pædagogiske arbejde. Ingen kan nu om dage være orienteret om alt, hvad forskningen bringer frem, endsige have ressourcerne til at finde frem til de tusindvis af studier, der er gennemført, og læse alle tekster mv. om dem. Kortlægninger og tilsvarende data er ofte, som i nærværende projekt, tematiserede og dermed rettes fokus på en begrænset og udvalgt del af en given praksis. Det reducerer i mængden af information, der skal bearbejdes og tages stilling til.

Evaluerings- og dialogværktøjer repræsenterer sådanne udvalgte udsnit af praksis og kan derfor tilbyde transformation af viden fra forskningen. Det er ikke uden risiko, for den viden, der lægges til grund for værktøjet, er ofte udvalgt af andre end praktikerne selv. Brug af bestemte værktøjer og metoder kan medføre, at værktøjet i sig selv bliver målet og det bliver disse, frem for professionelle overvejelser og lokalt baserede værdier, der bliver styrende for praksis.

Men hvis såvel politisk og pædagogiske besluttede mål og værdier, samt viden fra forskningen om hvordan disse mål bedst kan opnås, skal være reelt styrende for pædagogisk praksis for overgange mellem dagtilbud og skole og SFO, skal de operationaliseres og omsættes til indikatorer, til tegn, der kan forstås, ses og anvendes i daglig praksis. Og "mål og indikatorer må aldrig blive fjender af det overordnede formål, de skal fremme", som det hedder hos Rådet for børns læring (2016, s. 9).

Tegnene i redskabet KVALid skaber grundlag for en meningsfuld dialog om, hvordan vi bedst muligt støtter børnene i deres overgange og hvordan vi på en meningsfuld og kritisk reflekteret måde bedst kan bruge den forskningsviden, der ligger bag tegnene på kvalitet.

Dialogværktøjet
KVALid materialet bygger på den forskning, som vi i Danmark anvender i relation til den skandinaviske velfærdsmodel og som kan anvendes til dialog om lokale kvalitetsstandarder inden for organisatoriske og pædagogiske aktiviteter. Der tages særligt udgangspunkt i en forståelse af kvalitet, der er udviklet i en skandinavisk

kontekst, og som kombinerer den socialpædagogiske og den læringspædagogiske tilgang. Det er kombinationen af de to tilgange, udfoldet i et anerkendende og ressourceorienteret perspektiv og med pædagogerne, som de, der har ansvaret for kvaliteten af de pædagogiske processer, der leder hen til god og høj kvalitet.

Når pædagogerne har viden om børns læring og udvikling og organiserer arbejdet ud fra bevidste mål og – kan vi tilføje – bygger deres viden på den nyeste forskning og data om kvaliteten af deres praksis, ser vi høj kvalitet. Det handler i denne henseende ikke kun om at anvende forskning, men også om at være undersøgende, nysgerrig og reflekterende i egen praksis og afledt deraf selv skabe viden og data om egen praksis.

Anvendelse af KVALid – fra forskning til udvikling af praksis
KVALid er et dialogværktøj, hvilket betyder at der ikke defineres hvilke metoder og aktiviteter, der skal anvendes i praksis, men i stedet indbydes til en dialog om praksis, som kan foranledige, at man undersøger og udvikler egen praksis. Styrken ved denne tilgang er, at praksisudvikling sker med udgangspunkt i dagtilbuddets aktuelle børnegruppe, oplevede problemstillinger, nysgerrighed, praksisnærhed og aktualitet som generator og omdrejningspunkt, hvilket giver en særlig drivkraft i at arbejde med at udvikle pædagogisk praksis.

Værktøjet lægger op til at de pædagogiske medarbejdere forholder sig til fire former for kvalitet (henholdsvis strukturer, processer, indhold (orientering) og resultater) indenfor de fem grundlæggende tematikker samt eventuelle kommunale fokusområder, som forskningsbaseres.

Det sker gennem formuleringen af kvalitative udsagn, som skaber et fælles udgangspunkt for dialog om praksis (kommunalt/lokalt) samt et fælles sprog og dialog om udfordringer og muligheder i praksis, der kan anvendes i pædagogisk praksisudvikling og som led i fagligt tilsyn. Det er de pædagogiske medarbejdere og ledere selv, der vurderer og undersøger kvaliteten af den pædagogiske praksis, men hele tiden indenfor for en ramme af forskningsviden, hvilket betyder at det pædagogiske personale må forholde sig til, om det er god pædagogik der bedrives i dagtilbuddet og at alt ikke er lige godt.

Dialogen er altså guidet via tematiske indikatorer på god kvalitet i pædagogisk praksis men kræver, at pædagogerne bruger deres professionelle dømmekraft.

Vurdering af og dialog om den pædagogiske praksis i dagtilbuddet er ikke målet, men danner afsæt for at undersøge praksis nærmere gennem forskellige metoder og på baggrund af denne undersøgelse og analyse heraf at træffe beslutning om udvikling af pædagogisk praksis på et fagligt kvalificeret grundlag. Og når man som dagtilbud arbejder med KVALid, er det ikke kun vurderingen og dialogen der er vigtig. Det er ligeså vigtigt at kunne lave gode observationer, kunne analysere pædagogisk praksis, beslutte sig for at handle kvalificeret og evaluere de besluttede tiltag.

KVALid – fra forskning til udvikling af praksis

Formålet med KVALid er at initiere praksisudvikling på baggrund af forskningsinformeret dialog. Det forskningsmæssige grundlag transformeres til kvalitative udsagn om kvalitet. Det dækker i sin nuværende form 0-6 års området, dvs. dagpleje, vuggestue og børnehave.

Udvikling med KVALid kan ikke stå alene, men værktøjet er tænkt som et led i kompetenceudvikling, eksempelvis gennem aktionslæring, for at det har den tilsigtede effekt i praksis. Fokus er særligt på de elementer i pædagogisk praksis, som pædagogisk personale har mulighed for selv at ændre på – herunder ofte egen opfattelse af og tilgang til børnene i dagtilbuddet.

Hensigten er at skabe forskningsinformerede udviklingsdialoger, der kendetegnes ved:

- Refleksion over egne refleksioner (grundantagelser – egne værdier)
- Mulighed for at vurdere sig selv og sin professionsudøvelse i forhold til praksis (undersøge egen praksis og egen læring)
- Refleksioner over forskningsviden (skabe nye begrundelser og antagelser – udvikle refleksiv kompetence)
- Mulighed for at vurdere sig selv i forhold til professionen og andres professionsudøvelse (udvikle professionel dømmekraft)
- Mulighed for at skabe ny professionel praksis (forsknings- og datainformeret kvalitetsudvikling, Nordahl & Hansen, 2016)

Aktionslæring og kompetenceudvikling

I de forløb, hvor UCN Act2Learn er uddannelsespartner, har aktionslæring ofte været en del af undervisningsformen. Undervejs i aktionslæringsprocesserne arbejder de pædagogiske medarbejder med problemstillinger, som er selvvalgte men udspringer af vurderinger og diskussionerne initieret via KVALid.

Undervejs i disse forløb vælger medarbejderne at arbejde med en problemstilling omkring et enkelt barn eller i børnegruppen eller en specifik situation som fx samling, måltidet etc.

Ofte opdager de pædagogiske medarbejdere efter ganske korte forløb, at ved at ændre deres tilgang til et enkelt barn, gruppen eller en enkelt situation, ændres en lang række andre faktorer som igen spiller ind på kvaliteten af relationer, samspil og læring i dagtilbuddet. De oplever, at det ofte er små justeringer, ændringer eller tiltag i deres praksis, der kan flytte et læringsmiljø mod en højere kvalitet.

Formålet ved at skulle diskutere praksis på baggrund af forskningsinformerede udsagn er, at bevæge sig væk fra "synsninger" frem mod på et fagligt grundlag at diskutere, om vi rent faktisk gør det, vi tror vi gør og udfordre det blik, hvormed ens egen pædagogiske praksis observeres og vurderes. Hertil kan tilføjes, at mange pædagogiske medarbejder på samme tid også bekræftes i at mange af de ting, de i forvejen gør, er af en høj kvalitet, hvilket også understøtter en faglig stolthed og lyst til at udvikle sig.

Det er således vigtigt at rette fokus mod de mange små tiltag i hverdagen, som udgør forskellen på høj og lav kvalitet i læringsmiljøet. Både de tiltag som allerede lykkes og de tiltag som kan forbedres.

Forskning i eksempelvis social arv viser, at dagtilbuddene i høj grad er medansvarlige for at reproducere og fastholde social ulighed (Hansen et al, 2016). En af årsagerne hertil er netop, at de antagelser, der ligger til grund for pædagogisk praksis, er usynlige, hvorfor det at skulle forholde sig til konkrete udsagn baseret på forskning, kan synliggøre de strukturer, processer, antagelser m.v. som er til stede i det enkelte dagtilbud. Det har en iboende tvang til at undersøge, hvor vores viden kommer fra og om det er "god viden". God viden kan både være forsknings- og erfaringsbaseret, men må være reflekteret og forholde sig til de forudsætninger, der er i børnegruppen.

Fremgangsmåden
På baggrund af det pædagogiske personales egne observationer, formulerer personalet undersøgelsesspørgsmål til egen praksis og arbejder systematisk med at lave observationer i forhold til den valgte problemstilling. Disse undersøgelsesspørgsmål kan både tage udgangspunkt i at ville lære af den del af egen praksis, der er velfungerende, steder i egen praksis hvor der er behov for forbedring eller en undersøgelse af status indenfor et udvalgt område.

Personalegruppen analyserer på baggrund af observationer, hvordan praksis ser ud, hvilke forhold der har indflydelse på dette og hvordan det i praksis foranlediger at man arbejder med det, der træder frem. Formålet hermed er at formulere udviklingspunkter og igangsætte aktioner, som afprøves i praksis.

Det vigtige her er, at de aktioner, der igangsættes, er meget konkrete mikro-handlinger, som kan realiseres indenfor en forholdsvis kort periode med henblik på både at kunne se en faktisk forbedring og i forhold til at fastholde motivationen for at arbejde med at udvikle praksis.

Eksempler på aktioner kan være

- at lave ny struktur, indretning og tilgang til at være i garderoben med børnene
- at arbejde med at have positiv kontakt med alle børn til samling
- at arbejde med opmærksomhed og sprog ved bleskift
- arbejde systematisk med at alle børn aktivt er deltagende i praktiske gøremål

Efter en periode, hvor der har været arbejdet med aktioner i den pædagogiske praksis, arbejdes der igen med analyse og evaluering af de forsøgte aktioner. Det vigtige i den henseende er ikke nødvendigvis at aktionerne lykkes, men at personalet får øje på dem selv som vigtige aktører i udvikling af kvaliteten af den pædagogiske praksis. Der arbejdes på dette stade også med at dokumentere arbejdet med at udvikle praksis, med særligt fokus på det pædagogiske personales egen læring og udvikling – og hvordan dette kommer børnene til gode gennem udvikling af pædagogisk praksis. Herefter vender man igen tilbage til KVALid i forhold til at vurdere hvorvidt praksis er udviklet og forbedret, som ønsket, og hvordan der evt. kan arbejdes videre med at udvikle og forbedre praksis.

KVALid har således også et evalueringsperspektiv indbygget, som handler om også at undersøge, om den igangsatte forandring har givet den ønskede udvikling og forbedring i den pædagogiske praksis. Evalueringen ligger i det, at man netop vurderer praksis, finder udviklingspunkter, laver konkrete handleplaner og evaluerer på de udførte tiltag.

Udover at denne evaluering er en måde at understøtte og udvikle den pædagogiske praksis, kan den også danne pejlemærke for pædagogisk ledelse og tilsyn, fordi det flytter samtaler og beslutning fra at være oplevelse og fornemmelse til at være en rammesat dialog, hvor man må forholde sig til pædagogisk viden, forskning og erfaring. Man kan selvfølgelig indvende, at disse processer er forholdsvis langsommelige og står i modsætning til den handletvang, pædagogisk personale ofte er underlagt. Omvendt er det netop langsommeligheden, der sikrer, at der skabes langtidsholdbare løsninger og forandringer i praksis, fordi det pædagogiske personale i dagtilbuddene arbejder med at udfordre de grundantagelser, som pædagogisk praksis hviler på.

Det er netop i disse grundantagelser nøglen til at udvikle pædagogisk praksis af en høj kvalitet ligger. Det helt centrale element her er dog, at alle indsatser og aktioner er realistiske at udføre indenfor en forholdsvis kort tidsinterval (her anbefales oftest 2-4 uger), da effekten af forandringerne dermed fremtræder meget tydeligt for deltagerne. Dermed ikke sagt, at man ikke kan arbejde med langsigtede forandringer, blot er det vigtigt, at de enkelte aktioner bliver konkrete og realistiske inden for en afgrænset periode.

Ledelsen skal inddrages
På ledelsesniveau arbejdes i høj grad samme indhold, men her har lederne dog en lidt anden rolle og ansvar i processen. Gennem evalueringer af flere større uddannelsesprojekter på UCN ved vi, at lederne er et vigtigt led i uddannelsessammenhænge, da det ofte er de rammer, lederne skaber for medarbejderne, som får betydning for, i hvor høj grad medarbejderne har mulighed for at anvende det lærte og i praksis kommer til at forandre og udvikle den pædagogiske praksis.

Når der arbejdes med dialog, læring og praksisudvikling, er det tidskrævende processer, som kræver, at der prioriteres og afsættes tid til dialog, observation, analyse, aktion og evaluering. Lederne har her en særlig vigtig rolle i forhold til at skabe de rette rammer og betingelser for at praksisudvikling bliver mulig, men også for at skabe gode dialogiske rammer på fx møder, hvor der arbejdes med KVALid. KVALid bliver et særlig stærkt dialog- og udviklingsredskab, såfremt dialogen sættes i rammer, hvor alle i personalegruppen har indflydelse og ejerskab i processen. De pædagogiske medarbejderes oplevelse af ejerskab og relevans er vigtig i forhold til at skabe forandringer, der er langtidsholdbare, fordi de problemstillinger og situationer, der arbejdes med, opleves som vigtige af dem, der aktivt skal forandre egen praksis.

UCN arbejder desuden med, at der på ledelsesniveau også er fokus på kulturen i det enkelte dagtilbud, da det er alt afgørende for udviklingsarbejde, at der er i medarbejdergruppen er en kultur, hvor man "tør sætte sig selv i spil", hvis man vil arbejde med at udvikle pædagogiske praksis. Derfor arbejdes der med at understøtte, at dagtilbuddene får skabt en god refleksionskultur og dette element er en vigtig del af UCN´s uddannelsesforløb både for de pædagogiske ledere og medarbejdere.

Faglige pejlemærker for udvikling af pædagogisk praksis

Udover at KVALid kan være med til at foranledige udvikling af pædagogisk praksis på medarbejderniveau, vil det også have andre implikationer at implementere et dialogværktøj som KVALid. KVALid kan fungere som et ledelsesmæssigt pejlemærke i forhold til at arbejde med praksisudvikling og faglig sparring, hvor man på ledelsesniveau også udfordres på at understøtte udviklingen af pædagogiske praksis – ikke blot ud fra, hvad man hver især får øje på, men ud fra viden om, hvad der skal til for at udvikle dagtilbud af høj kvalitet. Gennem KVALid kan der udvikles et fælles sprog og en fælles tilgang til at arbejde med pædagogik, som kan fungere på tværs af dagtilbud.

På samme vis kan KVALid være med til at synliggøre, hvordan de rammefaktorer som fra forvaltning og ledere opstilles for dagtilbud i form af tid, ressourcer, opgaver m.v. har betydning for den pædagogiske kvalitet i dagtilbuddene.

KVALid fordrer netop, at det pædagogiske personale i dagtilbuddene vurderer, hvordan kvaliteten ser ud i deres praksis og hvilke forhold, der har indflydelse herpå (herunder egen praksis, fysiske rammer, strukturer, normereringer m.v.). Igennem denne dialog kan der også skabes nogle fagligt stærke fundamenter for ressourcemæssige prioritering i forhold til hvilke dagtilbud, der fx har særlig behov for udviklingsmidler, opnormering, opkvalificering, ændring af fysiske rammer m.v. KVALid kan også i forhold til de lovmæssige tilsyn med dagtilbud anvendes som et udgangspunkt for, at tilsynet bliver fagligt velfunderet i ikke blot oplevelsen af det enkelte dagtilbud, men også gennem at tale om konkret praksis og udviklingsmuligheder – eller sætte spot på, hvor praksis ikke er god nok og hvordan der kan arbejdes både med praksis og rammerne omkring praksis.

Vi har altså at gøre med et dialogværktøj, som sigter mod, gennem dialog, analyse, handling og evaluering, at stille skarpt på og udvikle kvaliteten af den pædagogiske praksis i dagtilbud - informeret af forskningsviden.

7. REFERENCER

Aasen, A.M.; Drugli, M.B.; Lekhal, R. & Nordahl, T. (2015). Kjønnsforskeller i skolefaglige prestasjoner – forklaringer i elevenes holdninger til og væremåte i skolen, samt relasjonelle forhold. Paideia nr. 9, s. 76 – 89. Høgskolen i Hedmark, Högskolan i Borås, LSP og Dafolo Forlag.

Ackesjö, H. (2014). Barns övergångar till och från förskoleklass. Gränser, identiteter och (dis-)kontinuiteter. Ph.d. – afhandling. Kalmar: Linnéuniversitetet.

Albrechtsen, T.R.S. (2013). Professionelle læringsfællesskaber – teamsamarbejde og undervisningsudvikling. Frederikshavn: Dafolo.

Andreasen, K.E. & Ydesen,C. (2015). Skolemoden og skoleparat. I: Andreasen, K.E.; Buchardt, M.; Rasmussen, A. & Ydesen, C. Test og prøvelser. Aalborg: Aalborg Universitetsforlag.

Ankerstjerne, T. (2016). Leg og literacy i dagtilbuddet og som brobygning til børnehaveklassen. I:Friis, K. & Østergren-Olsen, D. (red). Litteracy og læringsmål. I dagtilbud og børnehaveklasse. Frederikshavn: Dafolo.

Bach, A. (2010). "Om ICDP". I Sørensen, J.B. (red.). Mønsterbrud i opbrud. Frederikshavn: Dafolo.

Bach, A.S. (2013). Kærlighed og mentalisering. I: Nielsen, M.M. (red). Relations- og ressourceorienteret pædagogik – ICDP, s. 96-115. Frederikshavn: Dafolo.

Bowlby, J. (1969). Attachment and loss: Volume 1. Attachment. New York: Basic Books

Bowlby, J. (1994). En sikker base. Frederiksberg: Det lille Forlag.

Bratterud, Å.; Sandseter, E.B.H. & Seland, M. (2012). Barns trivsel og medvirkning i barnehagen. Rapport 21. Skriftserien fra Barnevernets utviklingssenter i Midt-Norge. Trondheim: NTNU og Dr. Mauds Minne.

Brodie, K. (2014). Sustained Shared Thinking in the Early Years. Linking theory to practice. London: Routledge.

Bronfenbrenner, U. (1979). The Ecology of Human Development. Cambridge: Harvard University Press.

Bronfenbrenner, U. & Ceci, S.J. (1994). Nature-Nurture Reconceptualized in Developmental Perspective: A Bioecological Model. Psychological Review, 101 (4), pp. 568-586. American Psychological Association. I: Siraj-Blatchford, I. & Mayo, A. (eds) (2012): Early Childhood Education. London: Sage Library of Educational Thought and Practice. Vol 1, s. 119-158.

Bronfenbrenner, U. & Morris, P.A. (2006).The Bioecological Model of Human Development. Damon & Lerner (eds.). Theoretical Models of Human Development. Volume one of the Handbook of Child Psychology. New York: Wiley, pp. 793-828. I: Siraj-Blatchford, I. & Mayo, A. (eds) (2012): Early Childhood Education. London: Sage Library of Educational Thought and Practice. Vol 1, s. 201 – 262.

Broström, S. (2015). Didaktik i dagtilbud – historisk og aktuelt. I: Kornerup & Næsby (red) Kvalitet i dagtilbud. grundbog til dagtilbudspædagogik. Frederikshavn: Dafolo.

Broström, S. (2016). Ten-year-olds' reflections on their life In preschool. I: Nordic Studies in Education, Vol 36, 1-2016, pp. 3 – 19.

Bruner, J. (1996/1997). The Culture of Education. Cambridge: Harvard University Press.

Bruner, J. (1980). Under Five in Britain. London: Grant McIntyre.

Børne- og Arbejdsmarkedsforvaltningen (2015). Kvalitetsrapport (skolen). Vesthimmerland kommune.

Børne- & Skoleforvaltningen (2015). Kvalitetsrapport for dagtilbud. Vesthimmerland kommune.

Børnerådet (2013). Skolen - set fra børnehaven. Børns forventninger til og forestillinger om skolen. København: Børnerådet.

Chambers, B.; Cheung, A.; Slavin, R.; Smith, D. & Laurenzano, M. (2010). Effective Early Childhood Education Programs: A Systematic Review. US: Best Evidence Encyclopedia. John Hopkins (CDDRE).

Christoffersen, M.N.; Højen-Sørensen, A-K & Laugesen, L. (2014). Daginstitutionens betydning for børns udvikling. En forskningsoversigt. 14:23. København: SFI.

Clifford, R.; Reszka, S.S. & Rossbach, H-G. (2010). Reliability and Validity of the Early Childhood Environment Rating Scale. Chapel Hill: FPG Child Development Institute.

Clucas, Cl.; Skar, A-M.; Sherr, L. & von Tetzchner, S. (2014). Mothers and fathers attending the international child development programme in Norway. The Family Journal, Vol 22(4), Oct, 2014. pp. 409-418. Sage Publications.

Cryer, D.; Harms, Th. & Riley, C. (2003). All About the ECERS-R. Kaplan.

Drugli, M.B. (2015). Tryghed og læring i gode hverdagssituationer. Konferenceoplæg, LSP: Tegn på kvalitet i dagtilbud. www.laeringsledelse.dk.

DuFour, R. & Marzano, R. (2011). Leaders of Learning. Bloomington: Solution Tree Press.

Dyrfjord, K. (2016). Transition from home to preschool the new way and the old way. Helsinki: NERA 44.th Conference.

Dyssegaard, C., Søgaard Larsen, M. & Tiftikci, N. (2013). Effekt og pædagogisk indsats ved inklusion af børn med særlige behov i grundskolen. Systematisk review. København: IUP, Aarhus Universitet.

Dyssegaard, C.; Egebjerg, J.H. & Steeberg, K. (2013). Skoleparathed. Systematisk forskningskortlægning. København: Dansk Clearinghouse for Uddannelsesforskning.

Egelund, N. (2016). Sådan bliver vores børn dygtigere. Resultater fra Center for Strategisk Uddannelsesforskning 2010-2016. København: Aarhus Universitetsforlag.

Engsig, T.; Næsby, T. & Qvortrup, L. (2015). Tegn på god inklusion. Evaluering og indikatorer på effektfuld inklusion i Vordingborg kommune. Aalborg: Aalborg Universitetsforlag. FULM.

Esping-Andersen, G. (2008). "Childhood Investments and Skill Formation". In: International Tax and Public Finance, 15(1), s. 19-44.

EVA (2016). Forældresamarbejde om børns læring. Danmarks Evalueringsinstitut.

EVA (2016). Fælles om en god skolestart. Artikler. Danmarks Evalueringsinstitut.

EVA (2016). Kvalitet i dagtilbud. Fagligt temamøde om kvalitet i dagtilbud, november 2016.

Faber, S.T. & Valente, A.L. (2014). Køn I pædagogisk praksis. I: Kornerup & Næsby: Pædagogens grundfaglighed. Grundbog til pædagoguddannelsen, s. 185 – 208. Frederikshavn: Dafolo.

Gordon, R.A; Hofer, K.G.; Fujimoto, K.A.; Risk, N.; Kaestner, R. & Korenman, S. (2015). Identifying High-Quality Preschool Programs: new Evidence on the Validity of the Early Childhood Environment Rating Scale–Revised (ECERS-R) in Relation to School Readiness Goals. Early Education and Development, vol.26, iss: 8, s.1086 -1110.

Granbom, I. & Lundström, M. (2016). Children's transitions from preschool to school. Helsinki: NERA 44.th Conference.

Hansen, O.H. (2012). Professionens selvforståelse: Fra fri leg til organiseret læring. Paideia 03. LSP, Høgskolen i Hedmark, Högskolan i Borås og Dafolo Forlag.

Hansen, O.H. (2013). Stemmer i fællesskabet. Institut for Uddannelse og Pædagogik (DPU), Aarhus Universitet.

Hansen, O.H.; Nordahl, T.; Nordahl, S.Ø.; Hansen, L.S. & Hansen, O. (2016). Læringsrapport 2015. Uligheder og variationer i dagtilbud. Sammenfatning. Aalborg: Aalborg Universitetsforlag. FULM.

Harms, T.; Cryer, D. & Clifford, R. (2006). Infant/Toddler Environment Rating Scale. Revised Scale. New York: Teachers College Press.

Harms, T.; Clifford, R. & Cryer, D. (1998). Early Childhood Environment Rating Scale, Revised Edition. Vermont: Teachers College Press.

Harms, T.; Clifford, R. & Cryer, D. (2015). Early Childhood Environment Rating Scale, Third Edition. London: Teachers College Press.

Hart, B. & Risley, T.R. (2003). "The Early Catastrophe: The 30 Million Word Gap by Age 3". American Educator. Spring 4:9. http://literacy.rice.edu/thirty-million-word-gap

Hattie, J. (2009). Visible Learning. A synthesis of over 800 meta-analyses relating to achievement. London: Routledge.

Hattie, J. & Yates, G. (2014). Synlig læring og læringens anatomi. Frederikshavn: Dafolo.

Heckman, J. J. (2006). Skill Formation and the Economics of Investment in Disadvantaged Children. Science, New Series, Vol. 312, No 5782.

Hjørring Kommune (2015). Kvalitet I den pædagogiske praksis. Et dialogværktøj til strategien for pædagogisk praksis. Hjørring Kommune og UCN.

Hofer, K.G. (2010). How Measurement Characteristics can Affect ECERS-R Scores and Program Funding. Contemporary Issues in Early Childhood. Vol. 11, nr. 2.

Hostrup, M. N. (2014). Inkluderende dagtilbudspædagogik. København: Akademisk Forlag

Hundeide, K. (2004). Relationsarbejde i institution og skole. Frederikshavn: Dafolo.

Hundeide, K. (2009). Diskurser, redskaber og kontrakter i børns udvikling; Et kulturpsykologisk perspektiv. I: Gulbrandsen, Liv Mette (red): Opvækst og psykisk udvikling. København: Akademisk Forlag. Kap. 10.

Hundeide, K. (2014). Introduktion til ICDP-programmet. Skive: Institut for Relationspsykologi.

Hundeide, K. & Armstrong, N. (2011). ICDP approach to awareness-raising about children's rights and preventing violence, child abuse, and neglect. Child Abuse & Neglect, Vol 35(12), Dec, 2011. pp. 1053-1062. Elsevier Science.

Højholt, C. (2001). Samarbejde om børns udvikling. København: Gyldendal.

Illeris, K. (2012). Læringsteoriens elementer - hvordan hænger det hele sammen? I K. Illeris(red), 49 tekster om læring (s. 17-38). Frederiksberg C: Samfundslitteratur.

Iwaniec, D. (1995). The Emotionally Abused and Neglected Child. Chichester: Wiley.

Jensen, T., & Johnsen, T. (2002). Sundhedsfremme i teori og praksis. Århus C: Philosophia.

Johansson, I. (2015). Mellan dialektik och didaktik. Jensen, A.S. & Hansen, O.H. (red.): Pædagogen, professoren, personligheden. Festskrift til Stig Broström, s. 51-56. Dafolo og & Dansk Pædagogisk Forum.

Klein, P. & Hundeide, K. (eds.)(1995). Early Intervention: A Mediational Approach on the Cross Cultural Application of the MISC Program. New York: Garland.

Kommunernes Landsforening (2012). Det gode børneliv. København: KL.

Kvale, S. & Brinkmann, S. (2008). Interview. København K: Hans Reitzels Forlag

La Paro, K. M.; Thomason, A. C.; Lower, J. K.; Kintner-Duffy, V. L. & Cassidy, D.J. (2012). Examining the Definition and Measurement of Quality in Early Childhood Education: A Review of Studies Using the ECERS-R from 2003 to 2010. Early Childhood Research & Practice, v14 n1.

La Paro, K.M.; Williamson, A.C. & Hatfield, B. (2015). Assessing Quality in Toddler Classrooms Using the CLASS-Toddler and the ITERS-R. Early Education and Development, 25: 875–893. Taylor Francis

Larsen, A. (2011). "Gode børnehaver giver børn bedre karakterer i 9. klasse". I: Ugebrevet A4, nr. 17(08).

Larsen, I. Schoug (2010). At vikle sig ud af børnehaven og ind i skolen. Kvan nr 87. Aarhus.

Laursen, Fibæk, P. (2015). Er Hattie og co. gyldige i Danmark? Paideia nr. 9, s. 34 – 41. Høgskolen i Hedmark, Högskolan i Borås, LSP og Dafolo Forlag.

Leavers, F. (red) (2005). Wellbeing and Involvement in Care: A Process-oriented Self-evaluation Instrument for Care Settings. Leuven University, Belgium: Research Centre for Experiental Education.

Leed, C.B. & Hostrup, M.N. (2014). Dagtilbuddenes betydning – set i lyset af folkeskolereformen. Det postmoderne lederliv, vol 5. Aalborg: UCN. s. 84 – 92.

Levin, B. (2013). To Know is not Enough: Research Knowledge and its Use. Review of Education. Vol. 1, No. 1, February 2013, pp. 2–31. DOI: 10.1002/rev3.3001.

Loman, M.M & Gunnar, M.R. (2010). Early Experience and the Development of Stress Reactivity and Regulation in Children. Neuroscience Bio Behaviour Review. 34(6): 867–876.

Lillemyr, O.F. (2015). Sosial og kulturell tilhørighet i småbarnspedagogikken. I Jensen, A.S & Hansen, O.H. (red): Pædagogen, professoren, personligheden. Festskrift til Stig Broström, s. 65 – 72. Dafolo/ Dansk Pædagogisk Forum

Mayer, D. & Beckh, K. (2016). Examining the validity of the ECERS-R. Results from the German National Study of Child Care in Early Childhood. Early Childhood Research Quarterly (36): 415 - 426. Elsevier.

Ministeriet for Børn, Undervisning og Ligestilling (2016). LBK nr 748 af 20/06/2016. Gældende. (Dagtilbudsloven).

Ministeriet for Børn, Undervisning og Ligestilling (2015). Vejledning til børnehaveklassen. EMU

Ministeriet for Børn, Undervisning og Ligestilling (2016). Børns tidlige udvikling og læring. Målgrupperapport. København: Rambøll, AU og SDU.

Ministeriet for Børn og Undervisning (2012). Fremtidens dagtilbud – pejlemærker fra Task Force om Fremtidens Dagtilbud, rapport nr. 1.

Mitchell, D. (2014). Hvad der virker i inkluderende undervisning. Frederikshavn: Dafolo

Møller, L. (2014). Professionelle relationer. København: Akademisk Forlag

Nielsen, M.M. (2013)(red). Relations- og ressourceorienteret pædagogik – ICDP. Frederikshavn: Dafolo.

Nielsen, A., A. & Christoffersen, M., N. (2009). Børnehavens betydning for børns udvikling. En forskningsoversigt. København: SFI – Det Nationale Forskningscenter for Velfærd.

Nielsen, A.; Overgaard Larsen, D. & Quvang, C. (2013). Inkluderende forældresamarbejde – en refleksionsmodel. Artikel rettet mod udøvende professionelle. Et NUBU projekt 2011 – 2012. Nationalt Videncenter for Inklusion og Eksklusion.

Nind, M.; Wearmouth, J.; Collins, J.; Hall, K.; Rix, J. & Sheehy, K. (2004). A systematic review of pedagogical approaches that can effectively include children with special educational needs in mainstream classrooms with a particular focus on peer group interactive approaches. EPPI-Centre, Social Science Research Unit, Institute of Education, UK.

Nordahl, T.; Løken, G.; Knudsmoen, H.; Aasen, A.M. & Sunnevåg, A-K. (2011). Kjennetegn på skoler med små kjønsforskjeller. Rapport, vol 14. Høgskolen i hedmark.

Nordahl, T. & Hansen, L.S. (2016). Datainformeret forbedringsarbejde i dagtilbud. Frederikshavn: Dafolo.

Nottingham, J. (2013). Nøglen til læring - hvordan opmuntrer og inspirerer du til optimal læring? Frederikshavn: Dafolo.

Næsby, T. (2012). Kvalitet I dagtilbud – hvad ved vi? Paideia 04. Høgskolen i Hedmark, Högskolan i Borås, LSP og Dafolo Forlag.

Næsby, T. (2014). Kvalitet i dagtilbud. Ph.D.-afhandling. Aalborg: Aalborg Universitetsforlag.

Næsby, T. (2014). Børns læring - et interaktionistisk perspektiv. I T. Næsby, & I. Kornerup, Pædagogens grundfaglighed. Grundbog til pædagoguddannelsen (s. 96-125). Frederikshavn: Dafolo.

Næsby, T. (2015). Barndom og pædagogisk kvalitet i dagtilbud. En hvidbog. Aalborg: Danmarks Tænketank for Børns Opvækst og Udviklingsvilkår.

Næsby, T. (2016). Litteraturstudie af forskning om environment rating scales. Projekt evaluering af kvalitet i dagtilbud. Aalborg: UCN.

Paludan, C. (2006). Børns chanceulighed reproduceres, når de møder pædagogisk personale. Tidsskriftet Vera, 37, s. 76 – 79. København: BUPL & SL.

Qvortrup, L (2013). Hvordan nyttiggøre forskningsresultater? Uddannelsesforskning som eksempel. NAFOL/DPU.
http://www.nafol.net/uploads/Vedlegg/Program%20NAFOL-seminarer/Kull%202/Hvordan%20formidles%20forskningsviden.pdf

Qvortrup, L. (2014). Folkeskolereformen: Principper, udfordringer og inspiration. Engsig, T. & Conrad, T. (red): Skolen i en reformtid – muligheder og udfordringer. Seriehæfte no 8. Aalborg: UCN.

Reynolds, A.J.; Temple, J.A. Robertson, D.L.; & Mann, E.A. (2001). Long-term effects of an early childhood intervention on educational achievement and juvenile arrest. The Journal of the American Medical Association; 285, s. 2339 – 2346.

Ringsmose, C. (2015). I: Csonka et al. Rådet for børns læring. Beretning fra formandsskabet. Februar 2015.

Robinson, J.P. & Lubienski, S.T. (2011). The Development of Gender Achievements Gaps in Mathematics and Reading during Elementary and Middle School. I: American Educational Research Journal. 2 s. 268 – 302.

Rogoff, B. (2004). The Cultural Nature of Child Development. Cambridge: Cambridge University Press.

Rye, H. (2001). Helping Children and Families with Special Needs - A Resource-Oriented Approach. In Johnsen, Berit H. & Skjørten, Miriam D. (Eds). Education – Special Needs Education: An Introduction. Oslo: Unipub.

Rye, H. (2005). The Foundation of an Optimal Psychosocial Development. In Rye, Henning. (2001). Helping Children and Families with Special Needs - A B. H. Johnsen (Ed.). Socio-Emotional Growth and Development of Learning Strategies (pp. 215-228). Oslo: Unipub–Oslo Academic Press.

Rådet for Børns Læring (2016). Ny dagsorden for Danmarks dagtilbud. København: UVM. Formandskabet for Rådet for Børns Læring

Sammons, P. (2010). The EPPE research design: An educational effectiveness focus. I: Sylva, K.; Melhuish, E.; Sammons, P.; Siraj-Blatchford, I, & Taggert, B. (2010): Early Childhood Matters. Evidence from the Effective Pre-school and Primary Education project. London: Routledge/ Taylor & Francis.

Schwartz, I. & Reynisdóttir, S. (2015). Pædagogisk arbejde med børns fællesskaber i overgangen fra børnehave til skole. I: Næsby & Kornerup. Kvalitet i dagtilbud: Grundbog til dagtilbudspædagogik. Frederikshavn: Dafolo. s. 197 – 213.

Schweinhart, L. J.; Barnes, H. V. & Weikart, D. P. (1993). Significant benefits: The High Scope Perry Preschool study through age 27 (Monographs of the High Scope Educational Research Foundation, 10). High Scope Press.

Sheridan, S.; Samuelsson, I.P. & Johansson, E. (2009). Barns tidiga lärande. Göteborg: Acta Universitatis Gothoburgensis.

Smidt, S. (2015). Overset læring i rutinerne. UCC magasin nr. 14

Socialministeriet (2012). Fremtidens dagtilbud. Pejlemærker fra task force om fremtidens dagtilbud. www.uvm.dk

Sherr, L.; Skarb, A-M.S; Clucas, C.; von Tetzchnerb, S. & Hundeide, K. (2014). Evaluation of the International Child Development Programme (ICDP) as a community-wide parenting programme. European Journal of Developmental Psychology. Volume 11, Issue 1.

Shonkoff, J.P. & Garner, A.S. (2011). The Lifelong Effects of Early Childhood Adversity and Toxic Stress. American Academy of Pediatrics: www.pediatrics.org/cgi/doi/10.1542/peds.2011-2663

Siraj-Blatchford, I. (2009). Conceptualizing Progression in the Pedagogy of Play and Sustained Shared Thinking in Early Childhood Education: a Vygotskian perspective. Educational and Child Psychology, Vol.26, No.2.

Siraj-Blatchford, I. & Mayo, A. (eds)(2012). Early Childhood Education. London: Sage Library of Educational Thought and Practice. Vol 1, s. 201 – 262.

Siraj-Blatchford, I. (2015). Et fokus på pædagogik - casestudier af effektiv praksis. I: Kornerup, I. & Næsby T. (red): Kvalitet i dagtilbud. Grundbog til dagtilbudspædagogik. Frederikshavn: Dafolo.

Skar, A-M.S.; von Tetzchner, S.; Clucas, C. & Sherr, L. (2015). The long-term effectiveness of the International Child Development Programme (ICDP) implemented as a community-wide parenting programme. The European Journal of Developmental Psychology. 12(1) s. 54-68. Taylor and Francis.

Skar, A-M. S.; Sherr, L.; Clucas, C. & von Tetzchner, S. (2014). Evaluation of Follow-Up Effects of the International Child Development Programme on Caregivers in Mozambique. Infants & Young Children: An Interdisciplinary Journal of Early Childhood Intervention. Apr-Jun2014, Vol. 27 Issue 2, p120-135. 16p.

Skogen, K. (2001). Innovation for Inclusion - An Introduction to the Process of Change. In B. H. Johnsen, & M. D. Skjørten (Eds.). Education – Special Needs Education: An Introduction (pp.325 - 358). Oslo, Unipub.

Smidt, S. (2012). Rutiner. Vigtigt pædagogisk redskab. UCC Nyhedsbrev, https://ucc.dk/nyhed/rutiner-vigtigt-paedagogisk-redskab.

Sommer, D. (2011). Børn i senmoderniteten: Barndomspsykologiske perspektiver. København K: Hans Reitzel.

Sommer, D.; Samuelsson, I.P. & Hundeide, K. (2013). Early childhood care and education: a child perspective paradigm. European Early Childhood Education Research Journal, Vol. 21, No. 4, 459–475. Routledge.

Stanek, A.H. (2011). Børns fællesskaber og fællesskabernes betydning. Analyseret i indskolingen fra børnehave til 1. klasse og SFO. Roskilde Universitet.

Stanek, A.H. (2016). Koncentration kræver venner. I: Fælles om en god skolestart. Danmarks Evalueringsinstitut.

Stern, D.N. (2000). Spædbarnets interpersonelle verden. København: Gyldendal.

Stern, D.N. (2008). "One Never Knows, Do One?" Commentary on Paper by the Boston Change Process Study Group. Psychoanalytic Dialogues. Taylor & Francis/ Sage

Stern, D.N. (2010). Vitalitetsformer. København: Hans Reitzels Forlag.

Stern, D. (u.d.). The clinical relevance of infancy: a progress report. The Serge Lebovici Distinguished Lecture, s. 18:125-148. .

Suleymanov, F. (2015). ICDP (International Child Development Programme) in the Context of Inclusive Education. Asian Journal of Instruction. 3(2), s. 61-72.

Sylva, K.; Roy, C. &Painter, M. (1980). Child Watching at Playgroups and Nursery Schools. London: Grant McIntyre

Sylva, K.; Siraj-Blatchford, I.; Taggart, B.; Sammons, P.; Melhuish, E.; Elliot, K. & Totsika, V. (2006). Capturing quality in early childhood through environmental rating scales. Early Childhood Research Quarterly 21, s. 76 – 92. Elsevier.

Sylva, K.; Melhuish, E.; Sammons, P.; Siraj-Blatchford, I, & Taggart, B. (2010). Early Childhood Matters. Evidence from the Effective Pre-School and Primary Education project. London. Routledge/Taylor & Francis.

Sylva, K. (2016). Preschool quality as a protective factor in children's development in England. Paper at the ECERS international workshop. Oxford.

Sylva, K.; Hall, J.; Melhuish, E.; Sammons, P.; Siraj, I. & Taggart, B. (2016). Preschool quality as a protective factor in children's development in England. UP.

Taggart, B.; Sylva, K.; Melhuish, E.; Sammons, P. & Siraj, I. (2015).Effective preschool, primary and secondary education project (EPPSE 3-16+). How pre-school influences children and young people's attainment and developmental outcomes over time. Department of Education, UK: Research Brief. June 2015

Tietze, W.; Viernickel, S.; Dittrich, I.; Grenner, K. ; Hanisch, A. & Marx, J. (2016). Pädagogische Qualität in Tageseinrichtungen für Kinder. Weimar: verlag das netz.

Trevarthen, C. (2001). Intrinsic Motives for Companionship in Understanding Motives for Companionship in Understanding: Their Origin, Development, and Significance for Mental Health. In Infant Mental Health Journal, Vol. 22(1–2), 95–131. 36 p.

Trevarthen, C. (2011). What Is It Like to Be a Person Who Knows Nothing? Defining the Active Intersubjective Mind of a Newborn Human Being. Infant and Child Development. 20: 119–135. 16 p.

Uddannelses- og Forskningsministeriet (2014). Bekendtgørelse om uddannelsen til professionsbachelor som pædagog. BEK nr. 211 af 06/03/2014. Gældende.

Undervisningsministeriet (2014). Bekendtgørelse om formål, kompetencemål og færdigheds- og vidensmål i børnehaveklassen 20.6.2014. og BEK nr. 855 af 01/07/2014.

Undervisningsministeriet (2014). Folkeskoleloven LBK. nr. 665 20/06/2014.

Ulfsdotter, M.; Enebrink, P. & Lindberg, L. (2014). Effectiveness of a universal health-promoting parenting program: a randomized waitlist-controlled trial of All Children in Focus. BMC Public Health, 14:1083.

Valsiner, J. (2003). "Beyond Social Representations. A Theory of Enablement". I Papers on Social Representations, 12, s. 7.1-7.16.

Vandel, D.L.; Belsky, J.; Burchinal, M.; Vandergrift, N. & Steinberg, L. (2010). Do Effects of Early Child Care Extend to Age 15 Years? Results from the NICHD Study of Early Child Care and Youth Development. Child Development 2010 May-Jun; 81(3): 737–756.

Velfærdsministeriet og Undervisningsministeriet (2009). På vej i skole. Om at skabe sammenhæng mellem dagtilbud, skole, SFO og fritidshjem. http://www.emu.dk/modul/p%C3%A5-vej-i-skole-%E2%80%93-dagtilbud-og-skole

Vygotsky, L.S. (1978). Mind in Society. Cambridge: Harvard University Press.

Warming, H. (2011). Børneperspektiver. København: Akademisk Forlag

Wentzel, K.R. (1996). Social goals and social relationships as motivators of school adjustment. I Juvonen, J. & Wentzel, K.R. (red): Social Motivation – Understanding Children's School Adjustment. Cambridge University Press.

Werner, E.E. & Schmidt, R.S. (2001). Journeys from Childhood to Midlife. Risk, Resilience and Recovery. London: Cornel University Press.

Williams, P.; Sheridan, S.; Harju-Luukkainen, H. & Pramling Samuelsen, I.2015). Does group size matter in preschool teacher's work? The skills teachers emphasise for children in preschool groups of different size. Journal of Early Childhood Education Research, vol. 4, Iss 2, s. 93-108

Winther, S. & Nielsen, V.L. (2013). Lærere, undervisning og elvepræstationer i folkeskolen. København: SFI

Winther-Lindqvist, D.; Ringsmose, C. & Allerup, P.N. (2012). Kvalitet i det sproglige læringsmiljø i børnehaven. I: Ringsmose, C. & Svindt, L. (red.). Læring og udvikling i daginstitutioner. Virum: Dansk Psykologisk Forlag. s. 114-152

Winther-Lindqvist, D. (2016). Børn må gerne opleve store forandringer. I: Fælles om god skolestart. Danmarks Evalueringsinstitut.

Woodhead, M. (2006). Changing perspectives on early childhood: theory, research and policy. Background paper prepared for the Education for All Global Monitoring Report 2007. Strong foundations: early childhood care and education. UNESCO

Zahavi, D. (2007). Fænomenologi. Roskilde: Samfundslitteratur - Roskilde Universitetsforlag.